ÉTUDES CLINIQUES

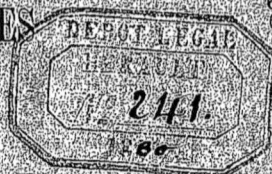

SUR LES

PRINCIPALES MALADIES

OBSERVÉES A L'HOTEL-DIEU SAINT-ELOI

DU 22 AOUT AU 1er NOVEMBRE 1857

PAR

A. GIRBAL

PROFESSEUR-AGRÉGÉ A LA FACULTÉ DE MÉDECINE DE MONTPELLIER, ETC.

MONTPELLIER

BOEHM ET FILS, IMPRIMEURS, PLACE DE L'OBSERVATOIRE

1860

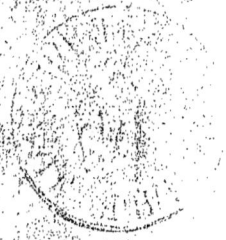

ÉTUDES CLINIQUES

SUR LES PRINCIPALES MALADIES OBSERVÉES A L'HOTEL-DIEU SAINT-ÉLOI,

du 22 août au 1er novembre 1857 ;

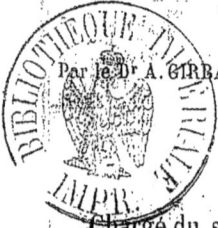

Par le Dr A. GIRRAL, Professeur-Agrégé à la Faculté de Médecine de Montpellier.

Chargé du service de la Clinique Médicale, du 22 août au 1er novembre 1857, en l'absence de M. le professeur Dupré, j'ai eu occasion d'observer un certain nombre d'états pathologiques qui m'ont paru susceptibles d'offrir, à divers points de vue, quelques utiles enseignements. J'insisterai particulièrement sur ceux qui présentent de l'intérêt, au point de vue thérapeutique; et, n'ayant pas l'intention de faire un compte-rendu complet, je passerai sous silence plusieurs faits, dignes sans doute de fixer l'attention, mais d'un ordre moins important.

L'état météorologique de cette époque ne s'est signalé par aucune particularité insolite. Il a présenté l'ensemble des caractères qui distinguent habituellement la fin de l'été et la première moitié de l'automne, dans la zone méridionale de la France.

Une chaleur vive, sèche et continue, se fit sentir jusqu'au milieu de septembre ; elle ne fut interrompue que par deux orages qui éclatèrent dans la nuit du 9 et du 10 septembre et furent suivis d'un léger abaissement de température. La pluie tomba en abondance du 24 au 29, et le mois d'octobre fut caractérisé par une température sensiblement moins élevée que celle du mois précédent, mais avec des variations plus grandes dans les conditions atmosphériques.

Dans le dernier tiers du mois d'août comme dans les deux mois suivants, le chiffre des malades en traitement a généralement varié de 80 à 90. Le tableau qui suit indique le mouvement du service à cette époque.

1860

1

ÉTAT *numérique des malades militaires et civils traités dans le service de la clinique médicale, depuis le 22 août jusqu'au 1ᵉʳ novembre 1857.*

	EN TRAITEMENT le 22 août 1857.	Entrés.	Sortis.	Morts.	RESTANTS le 1ᵉʳ novembre 1857.
MILITAIRES....	27	143	140	6	24
CIVILS........	54	181	172	12	51
TOTAL.....	81	324	312	18	75

NÉCROLOGIE.

Militaires.

Le Léon, 22 ans, fusilier au 4ᵉ de ligne; mort le 3 septembre de fièvre typhoïde.

Debaty, 23 ans, premier sapeur au 2ᵉ du génie; mort le 11 septembre de méningite avec fièvre rémittente pernicieuse.

Prunet, 22 ans, fusilier au 4ᵉ de ligne; mort le 2 octobre de méningite.

Floutard, 36 ans, maître ouvrier au 2ᵉ du génie; mort le 7 octobre d'apoplexie pulmonaire, quelques minutes après son transport à l'hôpital.

Goupil, 22 ans, fusilier; mort le 15 octobre de fièvre typhoïde compliquée d'accès pernicieux.

Colombier, 59 ans, gardien de marine en retraite; mort le 29 octobre d'hépatite chronique.

Civils (7 hommes, 5 femmes).

Belot (Rose), 20 ans; morte le 2 septembre de fièvre typhoïde.

Vestra (Marguerite), 50 ans; morte le 13 septembre de cancer de l'utérus.

Claret (Jules), 22 ans; mort le 19 septembre de fièvre typhoïde.

Guigonnet, 53 ans; mort le 28 septembre d'hydropisie ascite.

Busiris (Marguerite), 45 ans; morte le 3 octobre de congestion cérébrale séreuse.

Dinat (Louis), 18 ans; mort le 4 octobre de tétanos spontané.

Carayon (Basile), 50 ans; mort le 7 octobre de phthisie pulmonaire.

Brun (Pierre), 61 ans; mort le 8 octobre de pleurésie avec diarrhée chronique.

Rousset (Marie), 45 ans; morte le 9 octobre de cancer de l'utérus.

Bataille (Élisabeth), 60 ans; morte le 18 octobre de lésion organique du cœur.

Voilez (Isidore), 52 ans; mort le 24 octobre de fièvre rémittente pernicieuse, avec congestion pulmonaire.

Chazottes (Jacques), 58 ans; mort le 30 octobre d'anasarque.

Abstraction faite des maladies chroniques, telles que phthisies pulmonaires, cancers de l'utérus, hémiplégies, gastralgies, hydropisies anciennes, etc., et de quelques affections intercurrentes, il y a eu deux groupes bien marqués d'états morbides occupant une grande place et dominant tous les autres : ce sont les dysenteries et les fièvres intermittentes et rémittentes d'origine paludéenne, associées presque toujours à un état gastrique bilieux très-prononcé. Les fièvres typhoïdes, peu nombreuses du reste, ont offert la même prédominance de l'élément bilieux. Peu ou point d'inflammations locales bien accusées; au contraire, un grand nombre de mouvements fluxionnaires, parfois d'une haute gravité, vers des organes importants, tels que le cerveau et le poumon. Un certain cachet d'adynamie était généralement empreint sur l'état gastrique bilieux, dont les manifestations et la gravité ont été très-variées. Les pleurésies et les pneumonies aiguës avaient complètement fait défaut dans les salles de la clinique, depuis trois mois environ; à partir du 11 septembre, cinq cas de pneumonie avec état bilieux et catarrhal ont été observés. Dans le courant du mois d'octobre, l'affection catarrhale, d'abord peu accentuée, a pris d'un jour à l'autre un plus grand développement, sans atteindre néanmoins des proportions considérables et tout en restant toujours subordonnée à l'élément bilieux, qui, je le répète, n'a pas cessé d'être prépondérant.

Il y a eu deux cas d'angines couenneuses bénignes, un de tétanos spontané. En fait de fièvres éruptives, nous n'avons observé que deux varioles et un zona. Parmi les maladies chroniques, quelques lésions organiques, deux cas de tœnia rebelles aux moyens ordinaires et un cas d'empyème attireront plus particulièrement notre attention.—Tel est le résumé succinct des principaux faits qui ont occupé la scène morbide dans ce court laps de temps.

Pénétrons maintenant d'une manière plus intime dans le cœur même du sujet, et débutons par les fièvres intermittentes et rémittentes dues à l'influence marécageuse. Viendront ensuite les dysenteries, les fièvres continues graves, et quelques autres maladies ayant offert certains phénomènes saillants qui méritent d'être envisagés à part.

FIÈVRES PALUDÉENNES.

Les fièvres intermittentes paludéennes ont été au nombre de 41 ; les voici distribuées d'après leur type:

Fièvres tierces. 16
— quotidiennes 8
— doubles tierces (dont une d'abord tierce). . 7
— quartes 4
— triple octo-décimale 1
— irrégulières ou dont le type n'a pas été suffisamment observé. 5
                                                        ——
                                                        41

Elles ont été fournies par 14 militaires, dont 10 soldats du génie, 4 femmes et 23 civils dans l'âge adulte ou viril. Presque toutes étaient dues à une impaludation profonde. La plupart des militaires les avaient contractées en Afrique, notamment à Bône et à Philippeville ; quelques autres aux environs de Montpellier, sur les bords du Lez. Plusieurs fiévreux civils venaient de cultiver la terre à Bouffarick (Algérie) ; d'autres arrivaient des marais de Lattes, de Mauguio, de Lunel, d'Aigues-Mortes[1], etc.

Les accès duraient en moyenne de six à huit heures; chez cinq malades seulement ils ont eu lieu la nuit. L'apyrexie était rarement parfaite.

L'engorgement splénique a manqué totalement dans près de la moitié des cas, comme l'a révélé l'exploration attentive de l'hy-

---

[1] Presque toutes ces observations ont été recueillies et rédigées avec un zèle digne d'éloges, par M. Caisso, élève en médecine.

pochondre gauche pratiquée avec soin et à plusieurs reprises, à l'aide de la palpation et de la percussion. Sept ou huit fois la rate dépassait de 1, 2 ou 3 centimètres le rebord costal ; dans les autres cas, elle descendait à ce niveau. La région hépatique était assez souvent douloureuse et légèrement engorgée.

Le faciès offrait habituellement une coloration pâle, terreuse, avec bouffissure ; les extrémités inférieures tendaient aussi à s'œdématier. Il existait en même temps des signes d'état gastrique bilieux associés à ceux de l'intoxication paludéenne : air de tristesse, œil languissant, sclérotiques jaunâtres, de même que le pourtour des ailes du nez et des lèvres ; langue recouverte d'un enduit gris jaunâtre, amertume de la bouche, salive épaisse, inappétence, parfois vomituritions spontanées, rapports nidoreux, pesanteur à l'épigastre, diarrhée légère, plus rarement constipation ; urines troubles, bourbeuses ; céphalalgie frontale ou occipitale plus ou moins marquée, lassitude, faiblesse musculaire.

Livrée à elle-même, la fièvre tendait à persister ou à s'aggraver ; dans presque aucun cas, elle n'a offert une tendance spontanée vers la guérison. L'état gastrique bilieux perpétuait par son intensité et sa persistance la reproduction des accès, sans pourtant les tenir totalement sous sa dépendance, c'est-à-dire que la disparition de l'état gastrique, ou son amendement sous l'influence d'une médication convenable, n'entraînait pas habituellement la cessation des paroxysmes.

Dans presque tous les cas, un, deux et même trois vomitifs, suivis parfois de l'administration de l'eau de Sedlitz ou de tout autre purgatif salin, ont été prescrits concurremment avec des boissons amères ou acidules, avant d'en venir à l'emploi du sulfate de quinine. Ce précieux antipériodique, employé tantôt seul, tantôt associé à la résine de quinquina, agissait d'autant plus vite et d'autant plus sûrement que la complication gastrique était plus complètement dissipée. Parfois l'irritation gastro-intestinale était trop vive pour permettre d'emblée l'usage d'un vomitif. Il fallait recourir préalablement aux boissons tempérantes et acidules, aux applications émollientes. L'ipécacuanha était préféré au tartre stibié, dans les cas nombreux où l'action plus énergique de celui-ci aurait pu produire une secousse trop forte et augmenter l'irritation du système digestif et la débilité générale. Le sulfate de quinine était donné à la dose de 60 centigrammes à 1 gramme dans les vingt-quatre heures ; il était continué à dose décroissante, dans les six ou huit jours qui suivaient la cessation des accès. Un régime tonique, l'usage du vin vieux, l'exercice, l'emploi des préparations ferrugineuses, du vin de quinquina, des sucs de cresson, de chicorée, de pissenlit, etc., rendaient de vrais services pendant la convalescence. Remonter le ton des organes digestifs et de tout le système, dissiper la faiblesse provenant du cours naturel de la maladie et du traitement qui avait dû être institué, telle était alors la principale indication à remplir, N'est-ce pas, en effet, la débilité excessive, compagne habituelle des fièvres automnales, qui rend les rechutes si faciles, sous l'influence de la moindre cause provocatrice ?

Qu'on me permette maintenant quelques courtes réflexions sur le type de ces fièvres, sur leur association avec l'état gastrique bilieux et sur l'engorgement splénique.

Depuis Galien, plusieurs auteurs ont disserté sur le degré de fréquence relative des principaux types des fièvres intermittentes. Il règne entre eux un assez grand désaccord, surtout quant aux types quotidien et double-tierce. Les uns considèrent le premier comme très-rare ; d'autres le réputent très-commun. A quoi tient cette divergence? Elle est due en grande partie, si je ne me trompe, à la difficulté de différencier nettement ces deux types au lit du malade, dans une foule de cas. Ils ont de commun d'avoir l'un et l'autre un accès tous les jours ; ils diffèrent en ce que la fièvre quotidienne se caractérise par des paroxysmes tous semblables entre eux, à peu de chose près, sous le rapport de l'intensité des phénomènes, de leur durée, de l'époque de leur apparition ; tandis qu'il existe dans la fièvre double-tierce une corrélation très-marquée entre les accès des jours pairs et ceux des jours impairs, corrélation qui a fait regarder ce type comme engendré par l'union de deux fièvres tierces entre elles. Voilà les traits distinctifs ; mais il arrive souvent qu'ils sont en partie effacés et confondus, ce qui fait que tel ou tel médecin accorde plus ou moins à l'un ou à l'autre de ces types. Du reste, cette confusion n'est pas d'une haute gravité, au point de vue pratique. Les indications restent toujours les mêmes. La différence du type n'implique pas une différence corrélative dans le fond affectif. Ne voit-on pas tous les jours la même fièvre intermittente changer de type sans changer de nature ni de gravité? On a bien voulu trouver une correspondance entre le type des accès et l'intensité de la cause productrice, mais on n'a pu établir à ce sujet aucune loi véritable. Tout ce qu'il est permis de dire, c'est qu'en général la fièvre tierce est moins rebelle que la fièvre quotidienne et surtout que la fièvre quarte. En revanche, le caractère *pernicieux* ou *malin* est infiniment plus rare dans la fièvre quarte que dans la quotidienne, la tierce et la double-tierce.

« Je crois, dit M. Grisolle, pouvoir établir d'une manière générale, d'après un relevé que j'ai fait et qui porte sur plus de 160,000 fièvres intermittentes observées dans divers pays, que les fièvres quotidiennes sont plus communes que les tierces dans la proportion de 9 à 1, et que les fièvres quartes sont si rares qu'on n'en compte guère que deux ou trois sur cent [1]. » En obtenant de tels résultats, M. Grisolle a fait évidemment une part trop large au type quotidien aux dépens du double-tierce, qu'il ne mentionne même pas. J'ignore où il a puisé les matériaux de sa statistique ; mais j'ai la conviction que les praticiens qui exercent dans les contrées marécageuses du midi de la France, sont loin de partager son opinion sur la rareté si grande de la fièvre quarte.

L'observation de fièvre intermittente se reproduisant trois jours de suite, après quatorze jours d'apyrexie, mérite d'être rapportée.

G..., âgé de 29 ans, né à Paris, d'un tempérament lymphatico-nerveux et d'une constitution un peu faible, est entré, le 30 août 1857, salle Saint-Jean n° 7. Il a contracté, au commencement du mois d'août 1856, une fièvre intermittente à Philippeville, après avoir couché en plein air pendant trois nuits, dans un hamac. La fièvre présenta le type quotidien pendant les huit premiers jours et fut enrayée les dix jours suivants, sous l'influence de dix pilules quiniques. Elle reparut dans les premiers

---

[1] Grisolle : *Traité élémentaire et pratique de pathologie interne*, 7° édit., 1857, tom. I, pag. 137.

jours de septembre, et jusqu'au 5 décembre il y eut presque tous les jours un accès paraissant à des heures différentes et avec une inégale intensité. Gl... prit encore plusieurs pilules de sulfate de quinine, et partit pour la France le 5 décembre. L'accès, qui s'était encore montré la veille, disparut jusqu'au 10 janvier 1857. Ce jour-là, la fièvre se reproduisit à Auxonne; l'accès éclata dans l'après-midi et dura six heures environ. Nouvel accès le lendemain et le surlendemain. Gl... entra à l'hôpital, dont il ne sortit que le 25 avril. Là, il prit encore du sulfate de quinine. Les trois jours d'accès furent suivis de quatorze jours complètement apyrétiques, après lesquels trois jours de fièvre se montrèrent encore, puis quatorze jours apyrétiques, et ainsi de suite. L'accès du troisième jour était habituellement plus léger que les deux précédents; quelquefois même le malade n'éprouvait ce jour-là qu'un peu de céphalalgie ou de sueur.

Le 26 avril, Gl... arrive à Montpellier. D'après le conseil de M. le professeur Bouisson, il prend du sulfate de quinine l'avant-veille et la veille du jour paroxystique. L'accès se montre encore, mais avec moins d'intensité. Le stade de froid manque; le malade éprouve de la céphalalgie, du malaise et des sueurs abondantes. Cependant la fièvre continue de se reproduire pendant trois jours, après deux semaines d'apyrexie. L'appétit est assez bien conservé; les urines sont rouges et troubles les jours de l'accès.

Du 31 août au 10 septembre, Gl... éprouve à l'hôpital Saint-Éloi des douleurs rhumatismales auxquelles il avait déjà été sujet. (Poudre de Dower. Liniment sédatif.)

Le 31 août, accès à cinq heures du soir: frisson général et claquement des dents pendant une heure et demie; chaleur vive et sueur abondante jusqu'à une heure du matin; céphalalgie intense.

Le lendemain 1er septembre, nouvel accès à six heures et demie du soir: point de frisson, chaleur intense, céphalalgie, sueur jusqu'à neuf heures et demie.

Le 2 septembre, accès à six heures et demie du soir, plus léger que le précédent: chaleur vive jusqu'à huit heures et demie; point de sueur ni de céphalalgie; urines rouges avec sédiment briqueté.

Le 17, le 18 et le 19 septembre, jours paroxystiques, les accès ont manqué.

Du 11 au 20 septembre, une potion avec le chlorhydrate d'ammoniaque a été prescrite (6 grammes par jour, du 11 au 15; 8 grammes par jour, du 15 au 20, en quatre prises). J'aurai bientôt à revenir sur l'action fébrifuge de cette substance.

Quelques jours après, Gl... sort de l'hôpital, après avoir obtenu un congé de convalescence. Aucun accès ne se montre pendant six mois. Il habite Montpellier depuis cette époque en qualité de civil; je l'ai revu le 6 mai 1859 ; il m'a dit qu'il éprouvait encore de temps à autre quelques légers accès irréguliers et incomplets, se reproduisant à de longs intervalles.

Dans d'autres circonstances, j'ai eu occasion de constater d'autres exemples de fièvres périodiques, à longs intervalles. C'est ainsi qu'en 1852, j'ai publié deux observations de fièvres *sextanes*, recueillies à l'hôpital Saint-Éloi, dans le service de feu le professeur Caizergues [1]. Le cas actuel est encore plus rare ; il présente trois accès qui, venant trois jours de suite, se correspondent et se reproduisent tous les dix-huit jours. Cette fièvre peut donc être appelée à bon droit, *triple octo-décimale*. Grimaud, et avec lui d'autres auteurs, tendent à nier ces sortes de types. « Il est très-douteux, dit-il, que les fièvres dont les accès se reproduisent à des intervalles de temps fort éloignés, soient réellement des fièvres intermittentes différentes des quotidiennes, des tierces et des quartes, et qu'elles dépendent d'une seule et même cause de maladie. En effet, il est possible que ces fièvres, dont les redoublements se font ainsi à de longs intervalles, soient des fièvres éphémères produites par des causes évidentes dont l'action se renouvelle à plusieurs reprises successives, précisément à la même époque, sans que ces différentes fièvres éphémères tiennent à une disposition maladive du corps, qui subsiste pendant tout ce long espace de temps. Il peut se faire aussi que ce soient des fièvres tierces ou quartes, dont les accès sont supprimés par quelque accident [2]. » Je ne conteste pas que cette explication ne convienne à un certain nombre de cas ; mais elle ne saurait s'appliquer au fait actuel et à quelques autres dont l'authenticité est incontestable. M. Bouchardat n'a-t-il pas rapporté une observation encore plus curieuse de fièvre intermittente contractée en Italie, et récidivant tous les ans depuis quarante-quatre ans dans un village sain [3]?

---

[1] *Revue thérapeutique du Midi*, 1852, pag. 422.

[2] Grimaud; *Cours de fièvres*, 2e édit., tom. IV, pag. 302-303.

[3] *Remarques sur l'emploi du quinquina dans les fièvres intermittentes, précédées d'une observation de fièvre intermittente récidivant annuellement depuis quarante-quatre ans*, par M. Bouchardat. (*Gazette médicale de Paris*, 1848, pag. 67.)

Un mot sur l'association de l'état gastrique bilieux et de la fièvre intermittente. Sauf dans sept ou huit cas, cette coexistence a toujours été très-marquée dans la constitution médicale dont j'ai esquissé les principaux traits. Il importe, dans la pratique, d'assigner son vrai rôle à cet état gastrique. Tantôt il est une simple dépendance de la fièvre. La répétition des paroxysmes suffit, en effet, pour troubler la fonction digestive, pour vicier les sécrétions gastro-abdominales et engendrer ainsi un amas de matières saburrales et bilieuses. Dans une seconde catégorie de cas opposés, l'état gastrique joue un rôle inverse ; il est primitif, il est plus profond, il est antérieur à la fièvre intermittente ; c'est lui qui la tient sous sa dépendance. Les accès fébriles ne relèvent alors, en aucune façon, de l'intoxication paludéenne ; ils dépendent exclusivement de l'affection gastrique ; ils disparaissent par le fait seul de la guérison de celle-ci. Ce sont là les vraies fièvres intermittentes gastriques sur lesquelles Grimaud, après Stoll et quelques autres grands praticiens, a appelé l'attention, avec la sagacité qui le distingue. « Les fièvres intermittentes, dit-il, sont très-fréquemment déterminées par une affection gastrique bilieuse (tom. IV, pag. 314). » Il ajoute un peu plus loin (pag. 320) : « Alors la cause formelle du génie intermittent est tellement subordonnée à l'affection gastrique bilieuse, qu'elle se dissipe d'elle-même, dès que cette affection gastrique est détruite. » Dans un troisième ordre de faits, l'état gastrique et l'élément intermittent coexistent, mais ils reconnaissent une origine différente. Ils s'influencent, ils s'aggravent réciproquement ; mais leur sujétion respective n'est pas aussi complète que dans les deux cas précédents. Le traitement doit s'adresser aux deux éléments. C'est ce qui a eu lieu chez presque tous les fiévreux que j'ai eu à traiter à cette époque.

Tous les médecins de Montpellier connaissent l'importance de cette distinction clinique, sur laquelle je n'ai pas à m'appesantir. De nos jours, la plupart des auteurs signalent la réalité de la coexistence de l'état gastrique saburral ou bilieux et de la fièvre intermittente ; mais tous n'ont pas démêlé avec assez de soin la nature du rôle de cet état gastrique dans les divers cas. Suivant M. Nepple, la forme gastrique s'attache aux trois quarts des fièvres

de la Bresse marécageuse [1]. M. Boudin admet à son tour que l'état
bilieux est la complication la plus fréquente des fièvres d'Afrique.
Il ne comprend pas comment les médecins militaires ont pu la
méconnaître en Algérie [2].

Un des torts justement reprochés à Pinel est d'avoir repoussé
avec obstination l'existence des fièvres intermittentes, en tant
que maladies simples, c'est-à-dire distinctes des fièvres bilieuse,
inflammatoire, ataxique, adynamique, muqueuse, qui constituent
sa pyrétologie. «Le véritable point de la question est de savoir, di-
sait-il, s'il y a de ces fièvres qui, dès leur origine, n'ont été ni
bilieuses, ni muqueuses, ni d'aucun autre ordre. Or, toutes les
fois qu'un observateur attentif et non prévenu a pu les observer à
leur début, il aura reconnu l'un ou l'autre de ces derniers caractères [3].» Exprimée en des termes aussi absolus, l'affirmation du
professeur de Paris est en désaccord avec l'observation clinique.
Il est juste néanmoins de convenir que son opinion repose sur une
masse de faits solidement établis. A en juger, par exemple,
d'après ceux dont la Clinique de Montpellier a été le théâtre dans
le courant de l'automne de 1857, Pinel aurait gain de cause.
Tant il est vrai que les données d'une observation partielle sont
insuffisantes pour étayer une théorie exacte !

Il fut grandement question, il y a quelques années, du rôle
que joue la rate dans la pathogénie de la fièvre intermittente.
M. Piorry considéra cette fièvre comme dépendant d'une spléno-
pathie intermittente elle-même. Selon lui, l'engorgement splénique était constant. Il s'appuyait, en outre, sur quelques observations dans lesquelles des contusions sur la rate et d'autres lésions
de cet organe auraient produit des accès fébriles périodiques.
Aujourd'hui cette théorie a fait son temps. L'observation a démontré à plusieurs médecins que l'intumescence de la rate n'est

[1] Nepple; *Essai sur les fièvres rémittentes et intermittentes des pays marécageux tempérés.* Paris, 1828.
[2] Boudin; *Traité des fièvres intermittentes, rémittentes et continues.* Paris,
1842, pag. 317.
[3] Pinel; *Nosographie philosophique,* 6e édit., tom. I, pag. 15.

pas constante dans les fièvres périodiques. Il me suffira de rappeler que MM. Félix Jacquot et Sonrier ont vu périr, en Afrique, des malades de fièvre intermittente, sans que l'autopsie cadavérique ait révélé la moindre lésion de ce viscère[1]. M. Édouard Petit, médecin à Corbeil, qui a observé plus de douze mille fièvres intermittentes, s'est assuré que plusieurs ont pu se produire indépendamment de tout engorgement splénique[2]. MM. Boudin, Gintrac, Maillot, Haspel et, à Montpellier, la plupart des professeurs de clinique, ont fait la même observation. En second lieu, l'engorgement peut exister en l'absence de la fièvre. M. Vigla a enfin prouvé dans un mémoire sur les altérations de la rate, qu'elle a pu être souvent tuméfiée, altérée, désorganisée même, sans donner lieu à des accès intermittents[3]. D'autres faits sont venus depuis lors corroborer les assertions de ce médecin.

Quelle que soit l'exagération de M. Piorry, la fréquence de l'engorgement splénique n'en est pas moins une réalité dont il faut tenir compte. On le rencontre surtout dans les fièvres intermittentes de long cours, parfois même dans les fièvres de date récente et de première invasion. Quelle en est la cause ? Elle tient à la fois à la répétition des accès et à l'action même des effluves, qui, tout en impressionnant l'ensemble du système, se fait plus spécialement sentir sur cet organe.

Nul doute que la répétition des accès ne soit de nature à engorger cet organe éminemment vasculaire. Souvent même, la congestion sanguine dont il est le terme s'accompagne de douleur vive pendant les paroxysmes, et exige des émissions sanguines locales (ventouses scarifiées, de préférence) suivies de l'application de topiques sédatifs. Cette cause est réelle, mais insuffisante pour expliquer dans tous les cas la production de l'engorgement splénique, car celui-ci n'est pas constant, et quand il existe il n'est pas toujours en rapport avec le nombre et l'intensité des accès ; il peut même se produire et persister en leur absence.

C'est qu'en effet la rate subit, plus particulièrement que tel

---

[1] *Gazette médicale de Paris*, 1849, pag. 690.
[2] *Gazette médicale de Paris*, 1847, pag. 68.
[3] *Archives générales de médecine*, 1843-1844.

ou tel autre organe, l'empreinte funeste de l'intoxication marécageuse sur l'ensemble du système. Sous l'influence seule de la
malaria, elle peut s'engorger, s'hypertrophier, s'indurer, indépendamment de toute fièvre intermittente préalable ou coexis-
tante. Des faits de ce genre sont assez communs dans les pays
marécageux ; de même qu'ailleurs c'est surtout le corps thyroïde
qui s'hypertrophie et s'altère. Comme dans l'organisme vivant
tout se lie et s'influence par des actions réciproques, cet engorgement splénique le plus souvent sous la dépendance de la fièvre,
d'autres fois s'étant produit en dehors d'elle, peut devenir à son
tour cause provocatrice plus ou moins puissante de nouveaux
accès.

Sur nos 41 fiévreux, il en est un chez qui deux accès ont été
accompagnés d'urticaire. Le sulfate de quinine précédé d'un éméto-
cathartique a coupé court à la maladie. On sait que M. le professeur Golfin a signalé des faits de ce genre dans un intéressant
mémoire publié en 1829 dans les *Éphémérides médicales de
Montpellier* [1]. Un deuxième a eu deux accès qui ont offert la forme
pernicieuse syncopale observée et décrite par Torti. Ils ont été
dissipés sans retour, grâce au sel quinique associé à des anti-
spasmodiques et à des révulsifs irritants sur les membres. Enfin,
dans un troisième cas, la fièvre s'est accompagnée de congestion
cérébrale et d'un état comateux très-prononcé. L'antipériodique
aidé d'une émission sanguine locale et de révulsifs sur les extrémités inférieures, a prévenu l'explosion de nouveaux paroxysmes.

La potion anti-émétique de Rivière, donnée à quelques malades un peu avant le début de l'accès, de manière à produire
dans l'estomac un dégagement prompt et assez considérable d'a-
cide carbonique, a été parfois utile pour raccourcir et atténuer le
stade de frisson. Dans quelques cas, la potion stibio-opiacée du
docteur Peysson a paru contribuer à affaiblir ou à suspendre les
accès.

---

[1] *Mémoire sur l'exanthème ortié ou l'urticaire, et observations sur la fièvre
intermittente pernicieuse ortiée*, etc., par M. Golfin.

Deux autres fébrifuges, le chlorhydrate d'ammoniaque et l'a-
cide arsénieux, ont été aussi employés. Les observations suivantes
vont servir à apprécier leur action antipériodique.

Fièvre intermittente quotidienne traitée sans succès par le chlorhydrate d'ammoniaque, rapidement enrayée par le sulfate de quinine.

(Observation recueillie par M. le docteur MARTIN.)

Pelet (Jean), cultivateur, né à Gau (Lozère), entré le 21 septembre
1857, est couché au n° 15 de la salle Saint-Vincent. Il est âgé de 27 ans,
d'un tempérament lymphatique et d'une constitution détériorée. Il est
malade depuis le 20 juillet 1857. Il était, à cette époque, occupé à fau-
cher dans les marais de Saint-Gilles, lorsque, après trois semaines de
séjour dans cette localité, il fut pris pour la première fois de fièvre intermittente tierce. L'accès venait vers deux heures du matin ; il était dépourvu du stade de froid et durait deux ou trois heures. Pelet resta
quinze jours sans rien faire. Fatigué par la persistance de la fièvre, et
ne pouvant plus travailler, il quitta Saint-Gilles et vint à Sommières pour
se faire traiter. Il s'adressa à un pharmacien, qui lui fit prendre 8 pas-
tilles de sulfate de quinine. L'accès ne manqua qu'une fois. Alors un
homme de Sommières lui fit boire du suc exprimé de l'écorce de sureau.
Il en prit à deux reprises, à peu près deux travers de doigt d'un verre
à boire chaque fois. La fièvre cessa. Après huit jours passés sans accès,
il vint au Petit-Gallargues et se loua comme berger. Il était obligé de coucher dans les champs pour garder les troupeaux. Huit jours après, c'est-
à-dire seize jours après le dernier accès, il fut pris, vers trois heures de
l'après-midi, de céphalalgie intense et de lassitude. Ces symptômes ne
cessèrent qu'au milieu de la nuit, à la suite de sueurs abondantes. Les
jours suivants, à la même heure, frisson léger, chaleur intense, céphalalgie, sueur abondante. Le 18 septembre, le médecin du Petit-Galar-
gues lui fait prendre un vomitif, qui ne modifie en rien l'accès. Celui-ci
reparaît tous les jours vers trois heures.

Le 21 septembre, Pelet entre à l'hôpital à trois heures après midi, au
début de l'accès, qui ne se termine qu'à sept heures.

Le 22, voici quel est son état : face bouffie, décolorée, portant le cachet de la cachexie paludéenne ; langue blanche ; bouche pâteuse, appétit faible ; un peu de céphalalgie ; pas de fièvre ; deux ou trois selles
liquides par jour ; ventre souple, indolore, excepté à la région splénique,
où le malade accuse une douleur qui s'étend à tout l'hypochondre gauche.
La rate est engorgée. (Diète le matin, bouillon le soir. Diète de vin,
limonade. Ipécacuanha 1 gramme ; 2 ventouses scarifiées à la région
splénique ; cataplasmes émollients après les ventouses.)

Vomissements réitérés de matières bilieuses ; deux selles. L'accès vient à trois heures. Frisson demi-heure ; chaleur deux heures ; sueur jusqu'à neuf heures du soir.

25 septembre. Le malade est calme, il a bien dormi ; il demande à manger. (Demi-quart le matin ; potage le soir. Potion de Rivière ; limonade (*bis*).

L'accès vient à midi. Le froid est peu intense ; à trois heures et demie le malade est en sueur.

24. (Demi-quart, demi-quart de vin, limonade gommée. Potion avec :

Hydrochlorate d'ammoniaque	8 gram.
Eau de tilleul	120 —
Sirop	30 —
Eau de fleurs d'oranger	10 —

à prendre en quatre fois, d'heure en heure.)

L'accès vient à midi ; il est sur son déclin à trois heures. Pelet a pris la moitié de la potion avant l'accès.

25. Le malade a bien dormi ; il a bon appétit et se trouve bien. (Quart, quart de vin. Même potion en quatre fois, de demi-heure en demi-heure.)

L'accès vient à midi et dure jusqu'à quatre heures ; il est à peu près aussi intense que les deux précédents.

26. Apyrexie le matin. (Potion avec chlorhydrate d'ammoniaque 10 grammes.)

L'accès vient à dix heures du matin ; il est plus fort et plus long. A quatre heures la sueur commence.

27. La nuit a été un peu agitée ; insomnie, malaise. (Demi-quart ; diète de vin ; infusion de mauve et oranger. Potion avec chlorhydrate d'ammoniaque 10 grammes.)

Nouvel accès comme le précédent.

28. Pelet a dormi ; mais il se plaint toujours de lassitude, de malaise, et accuse une douleur sourde dans les lombes. (Potage le matin, quart le soir. Infusion de mauve et d'oranger. Potion avec 10 grammes chlorhydrate d'ammoniaque.)

L'accès vient à onze heures et se termine vers quatre heures. Il est un peu moins fort que les deux précédents.

29. (Potage le matin, quart le soir. Infusion de mauve et d'oranger. Potion avec 10 grammes de chlorhydrate d'ammoniaque.)

L'accès vient à dix heures et dure jusqu'à trois heures et demie.

30. Pelet se trouve fatigué par la persistance de la fièvre ; il est affaibli ; sa figure est bouffie ; il a peu d'appétit. (Même régime, même tisane. Potion avec 1 gramme de sulfate de quinine, en trois fois.)

L'accès arrive à onze heures et demie et dure jusqu'à trois heures ; il n'est en rien modifié, quoique le malade ait pris sa potion avant le début de l'accès.

1er octobre. (Potion avec 1 gramme de sulfate de quinine.) L'accès manque.

2. (Quart, rôti, quart de vin. Limonade. Pas de potion.) L'accès ne paraît pas.

5. Pelet se trouve mieux; il dort bien. L'appétit renaît. (Quart, rôti, quart de vin. Limonade. Potion avec 60 centigrammes de sulfate de quinine.) Pas d'accès.

4. (Mêmes prescriptions.) Pas d'accès.

5. Les forces reviennent, la face se colore, la bouffissure diminue, l'engorgement splénique persiste. (Quart, rôti. Limonade. Vin de quinquina 60 grammes.) Pas d'accès.

6. Le mieux continue. (Demi-portion. Limonade. Vin de quinquina, 60 grammes.) L'accès ne paraît pas.

7. Le malade demande à sortir.

Ce malade a été atteint, pour la première fois, de fièvre intermittente, après un séjour de trois semaines dans les marais de Saint-Gilles. Les accès, d'abord tierces, ont cessé, pour se reproduire après une apyrexie de quinze jours. La fièvre a dès-lors reparu chaque jour; elle se caractérisait par des paroxysmes d'une intensité parfois inégale, sans offrir entre eux la corrélation propre, soit au type *double-tierce*, soit au type *triple-quarte*.

56 grammes de chlorhydrate d'ammoniaque ont été administrés dans l'espace de six jours. L'action de cette substance a été sans effet sur la fièvre et sur l'engorgement de la rate. Au contraire, dès le deuxième jour de l'emploi du sulfate de quinine, à la dose de un gramme par jour, l'accès a manqué et ne s'est pas reproduit.

Ailleurs, j'ai essayé sans plus de succès le chlorhydrate d'ammoniaque dans dix autres fièvres de cette nature, dues comme celle-ci à une intoxication paludéenne profonde. Je l'ai même employé pendant un temps plus long et à des doses plus élevées ; enfin, je l'ai vu administrer sur une plus vaste échelle, à l'hôpital Saint-Éloi, par M. le professeur Fuster, qui n'en a pas obtenu de résultats bien satisfaisants.

Cependant, toutes les fièvres intermittentes sont loin d'offrir le même degré de ténacité. Il en est contre lesquelles le chlorhydrate d'ammoniaque peut suffire et jouit d'une efficacité réelle. L'observation suivante est de ce nombre.

Fièvre intermittente quotidienne, récente et légère. — Chlorhydrate d'ammoniaque.
— Guérison.

(Observation recueillie par M. CHABRIER, interne.)

Miraillet, soldat au 27e de ligne, né à Contrève (Ain), âgé de 25 ans, est couché au no 52, salle Sainte-Marie. Parti pour la Crimée le 7 août 1855, il est atteint de scorbut vers la fin de décembre et entre à l'hôpital de Kamiesch le 1er janvier 1856. Vers la fin du mois de février, il est dirigé sur la France. La traversée dura onze jours. Le cinquième jour après l'embarquement, il éprouva un premier accès caractérisé par une chaleur et une sueur insolites, non précédées de frissons et durant quatre ou cinq heures. Cet accès fut suivi de deux jours apyrétiques, lesquels furent suivis de deux jours de fièvre qui se présenta comme précédemment.

A son arrivée à Montpellier, le malade présentait en outre une bronchite catarrhale. La fièvre intermittente ne s'étant pas encore bien prononcée à Montpellier, M. Girbal se borna à combattre l'affection catarrhale, et du 2 au 10 avril il prescrivit de la tisane pectorale, un régime adoucissant, et un looch avec 5 centigrammes d'extrait gommeux d'opium, pour la nuit.

Le 15, accès à trois heures du matin, sans frisson préalable; apyrexie à neuf heures. Face pâle, anémique; léger empâtement du ventre; rien de particulier à l'auscultation thoracique. (Demi-portion, infusion de houblon.)

16. Nouvel accès à trois heures du matin, comme le précédent. — (Mêmes prescriptions.)

17. Accès à quatre heures et demie du matin, un peu plus léger que le précédent. (Infusion de houblon édulcorée. Potion avec :

Eau................................	100 grammes.
Chlorhydrate d'ammoniaque........	6 —
Sirop simple.....................	30 —
Eau de fleurs d'oranger..........	8 —

Du 18 au 22, l'accès manque. (Mêmes prescriptions.)

Apyrexie, les jours suivants. Le malade reprend ses forces et obtient un congé de convalescence.

Nous avons là un exemple de ces fièvres intermittentes, assez nombreuses du reste, qui éclatent seulement après que le ma-

---

[1] *Bulletin général de thérapeutique*, no du 30 octobre 1851.

lade a quitté le foyer infectieux. Légère et récente, celle-ci a cédé.
dès le deuxième jour, au sel ammoniac. (36 grammes ont été
prescrits en six jours.)

C'est surtout au printemps et dans des cas de ce genre provenant d'une action effluvienne peu intense, que ce succédané du
quinquina peut rendre des services.

L'emploi de ce fébrifuge n'est pas nouveau. Plusieurs médecins
du xvii⁰ et du xviii⁰ siècle l'ont administré tantôt pur, tantôt
associé au quinquina, et l'ont préconisé à des titres et à des degrés
différents [1].

Il y a quelques années, M. Aran, pour attirer l'attention des
médecins sur cette substance, s'est surtout appuyé sur un mémoire
de Muys, adressé en 1716 à la Société royale de Londres [2].

M. Barrallier, professeur à l'École de médecine navale de
Toulon, a préconisé récemment le chlorhydrate d'ammoniaque
contre la céphalalgie nerveuse idiopathique et contre celle qui
se rattache aux troubles de la menstruation. Il signale, en outre,
d'une manière spéciale son utilité dans le traitement des accès de
céphalalgie consécutifs aux fièvres intermittentes. C'est à la dose
de trois grammes, et dans une potion à prendre en trois fois,
qu'il administre ce médicament, dont il assure avoir obtenu de
bons effets [3].

La modicité du prix d'achat du chlorhydrate d'ammoniaque,
son efficacité dans plusieurs cas, généralement peu graves il est
vrai, la facilité de son dosage, de sa tolérance, son innocuité,
etc., autorisent à en recommander l'emploi dans une certaine
mesure.

Quelques conditions inappréciables désignées sous le nom d'i-

[1] Voir dans *Revue thérapeutique du Midi*, numéro du 30 novembre 1851,
et *Gazette des hôpitaux*, numéro du 9 décembre 1851, un petit mémoire
intitulé : *Recherches historiques sur l'emploi du sel ammoniac considéré comme
fébrifuge*, par A. Girbal.

[2] *Bulletin général de thérapeutique*, numéro du 30 octobre 1851.

[3] *Du traitement des céphalalgies nerveuses par l'emploi du chlorhydrate
d'ammoniaque*, par M. le docteur Barrallier. *Bulletin général de thérapeutique*, 1859, pag. 305.

diosyncrasies font que telle ou telle fièvre, après avoir résisté opiniâtrément au sulfate de quinine comme aux autres préparations de quinquina, cède aisément sous l'influence d'un succédané en général moins efficace. Tel a été le cas de Gl.... qui fait le sujet de la première observation. Des exemples de ce genre ne sont pas communs, mais ils sont incontestables. Un autre militaire a présenté à la même époque un cas analogue. Chez lui la fièvre a persisté malgré l'usage du sulfate quinique et de la résine administrés avec persévérance pendant une quinzaine de jours. N'est-il pas formellement indiqué de renoncer alors à l'antipériodique par excellence, pour recourir à tout autre agent, au sel ammoniac, aux amers indigènes par exemple, ou bien aux moyens dits perturbateurs?

Je passe à un autre fébrifuge qui a eu un bien plus grand retentissement, et auquel l'éloge et le blâme ont été prodigués tour à tour avec une égale exagération ; je veux parler de l'arsenic. Je n'ai pas à rappeler ici la longue liste des médecins qui depuis Slevogt, les deux Plenciz, Fowler, Pearson, Harles, Fodéré, jusqu'à MM. Boudin, Maillot, Fuster, etc., ont essayé, avec des résultats différents, l'action antifébrile des préparations arsenicales; il me suffira de reproduire les observations suivantes en les entourant de quelques réflexions.

Fièvre intermittente tierce. — Acide arsénieux. — Guérison.

(Observation recueillie par M. le docteur MARTIN.)

Bourrier (Louis), jardinier, né à Bressan (Gard), est entré le 24 septembre 1857 à l'hôpital Saint-Éloi, et est couché au n° 30 salle Saint-Vincent. Il est âgé de 25 ans, son tempérament est bilioso-sanguin, sa constitution bonne. Ce jeune homme est atteint depuis un mois à peu près, d'une fièvre intermittente tierce, contractée à Aigues-Mortes, où il était depuis peu occupé à travailler aux salins. La fièvre, lorsqu'il l'a contractée, se présentait sous le type tierce, vers huit heures du soir. Le froid durait à peu près jusque vers minuit, la chaleur était très-intense et se prolongeait beaucoup, la sueur était modérée ; l'accès durait en somme depuis huit heures du soir jusqu'au lendemain midi. Il a eu cinq accès à Aigues-Mortes, et a pris deux fois du sulfate de quinine. Après la première prise, l'accès fut abrégé et réduit presque au stade de froid. La deuxième prise fit cesser la fièvre. Bourrier se croyant guéri est venu à Montpellier le 4 septembre, pour chercher à se placer comme jardinier ; mais n'ayant pu y réussir, il se loue comme homme de peine pour aller travailler à la scierie mécanique de La Valette, qui est située sur les bords du Lez. C'est là que le 16 septembre, c'est-à-dire douze jours après le dernier accès, il est pris à quatre heures du soir d'une céphalalgie intense, accompagnée de brisement et de fatigue, qui ne se dissipe que vers dix heures du soir.

17 septembre. Mêmes symptômes que la veille, aux mêmes heures.

18. Il n'éprouve rien.

19. A dix heures du matin, accès bien caractérisé qui dure à peu près trois heures.

20. Apyrexie.

21. Accès à cinq heures du matin.

22. Apyrexie.

23. Accès à cinq heures et demie du matin.

24. Le malade entre à l'hôpital. Apyrexie. La langue est humide et nette ; la bouche est bonne ; le ventre est souple ; pas de diarrhée, pas d'engorgement splénique ; l'appétit est conservé ; la soif modérée. (Quart; quart de vin ; limonade.)

25. Accès à cinq heures du matin ; il est sur son déclin à huit heures au moment de la visite. (Soupe le matin ; quart le soir. Diète de vin ; nfusion de chicorée amère ; deux paquets poudre fébrifuge, le premieri à deux heures, le second à huit heures du soir.)

26. Apyrexie. (Quart; quart de vin ; infusion de chicorée amère acidulée ; deux paquets poudre fébrifuge.)

27. L'accès manque. (Quart ; quart de vin ; tisane de chicorée amère.)

28. Pas d'accès ; apyrexie. (Quart; quart de vin ; tisane de chicorée amère ; un paquet poudre fébrifuge.)

29. L'accès manque pour la deuxième fois. (Demi ; demi de vin ; infusion de chicorée amère ; un paquet poudre fébrifuge.)

30. Le malade veut sortir. Il est revu en ville huit jours après ; la fièvre n'a pas reparu.

Cette fièvre, momentanément suspendue à Aigues-Mortes par le sulfate de quinine, s'est bientôt reproduite sous l'influence d'une nouvelle exposition à l'action des effluves. Il n'existait dans ce cas aucun symptôme de gastricité. L'acide arsénieux a été administré d'emblée, sous le nom de *paquets fébrifuges*. Ils ont tous été préparés par M. Lutrand, pharmacien. Chacun d'eux contient un mélange intime de cinq milligrammes d'acide arsénieux et de vingt-cinq centigrammes de sucre bien pulvérisé, à prendre dans une cuillerée de tisane. Six paquets, c'est-à-dire trois centigrammes, ont été ingérés en cinq jours. Tolérance parfaite ; suppression des accès dès le deuxième jour du traitement.

Fièvre tierce, avec état gastrique-bilieux. — Ipécacuanha. — Acide arsénieux. — Guérison.

(Observation recueillie par M. CAISSO.)

Renevey (Paul), âgé de 22 ans, ouvrier carrossier, domicilié à Montpellier, doué d'une bonne constitution, est entré le 5 septembre 1857, salle Saint-Vincent n° 8.

A l'âge de 14 ans, Renevey fut traité à Paris pour une fièvre quarte qu'il garda pendant près d'un an.

Le 2 septembre, vers quatre heures du soir, il éprouva à Montpellier un premier accès, avec céphalalgie, inappétence, amertume de la bouche.

Apyrexie le lendemain ; il put un peu travailler.

4. A deux heures après midi, deuxième accès plus intense que le premier.

6. Troisième accès à midi, comme le précédent. Vomissement spontané de matières bilieuses, pendant l'accès.

8. A la visite du matin, le malade offre les symptômes suivants : céphalalgie frontale, sclérotiques jaunes, langue sale, bouche mauvaise, haleine fétide, inappétence complète. (Diète le matin ; 1 gramme d'ipécacuanha ; infusion de chicorée acidulée.) Vomissements copieux ; quatre selles. Accès de neuf heures et demie à trois heures de l'après-midi.

9. Apyrexie. (Quart, infusion de chicorée acidulée.)

10. Apyrexie le matin. (Soupe le matin ; quart le soir ; potion de Rivière et deux sinapismes aux pieds au début de l'accès.) L'accès vient à huit heures du matin, mais il est moins fort. Froid et tremblement jusqu'à onze heures, céphalalgie ; chaleur modérée ensuite, peu de sueur.

12. Sixième accès de six heures et demie du matin à midi.

14. Nouvel accès comme le précédent. (Bouillon le matin ; quart le soir ; 2 litres de limonade.)

15. Apyrexie ; voies digestives en assez bon état. (Limonade ; trois paquets fébrifuges dans la journée.)

16. Accès à six heures du matin, moins fort que les précédents. (Quart le soir ; un paquet fébrifuge ; limonade.)

Les jours suivants l'accès ne se reproduit plus. (Le 17, le 19 et le 20, deux paquets fébrifuges par jour. On les suspend le 21. Du 22 au 25, deux paquets par jour. Demi-portion ; limonade.)

26. La face est pâle ; il existe un peu d'atonie dans les organes digestifs. (Demi-portion ; limonade ; 0,50 sous-carbonate de fer, deux fois par jour.)

29. Le malade demande à sortir. Il rentre le 5 octobre, après avoir travaillé trop tôt, et s'être livré à un écart de régime. Il présente des symptômes d'irritation gastro-intestinale, qui se dissipent après deux ou trois jours, sous l'influence de boissons rafraîchissantes et de lavements émollients et laudanisés.

Chez ce malade, le vomitif et les boissons amères et acidules ont dissipé l'état bilieux ; mais la fièvre a persisté. Sous l'influence de 15 milligrammes d'acide arsénieux pris la veille, l'accès du 16 septembre a été bien moindre que les précédents, et ne s'est plus reproduit. Le médicament a été continué les jours suivants, et en somme, du 15 au 25 septembre, 8 centigrammes ont été administrés. Il me serait difficile d'établir si ce traitement a contribué ou non à la production des phénomènes d'irritation gastro-intestinale qui ont eu lieu quelques jours après, et ont été du reste assez promptement dissipés.

Fièvre tierce. — Acide arsénieux ; ipécacuanha. — Suspension des accès. — Sortie prématurée de l'hôpital. — Dysenterie mortelle.

(Observation recueillie par M. Batlle, chef de clinique, et M. Caïsso.)

Chirac, 49 ans, couché au n° 31 salle Saint-Vincent, est entré le 4 septembre. Sa constitution est détériorée et son tempérament lymphatico-bilieux. Après un mois de séjour à Maurin, près Lattes, en qualité de cultivateur, il a contracté le 31 août une fièvre tierce, en même temps que huit de ses camarades. Les accès durent de dix heures du matin à quatre heures du soir.

4 septembre. — Troisième accès à dix heures. Frisson pendant deux heures ; chaleur, céphalalgie et sueur jusqu'à trois heures ; langue sale ; inappétence. (Infusion de chicorée acidulée.)

6. Quatrième accès, comme le précédent.

7. Apyrexie. (Quart ; inf. chicorée ; un paquet fébrifuge.)

8. Accès à cinq heures et demie du matin. Frissons jusqu'à huit heures, suivis de chaleur et de sueurs ; céphalalgie. (Soupe ; pruneaux ; eau rougie ; 2 litres de limonade ; un paquet fébrifuge (bis).) Quelques vésicules d'eczéma se montrent sur le front et les lèvres.

9 et 10. Accès moins fort à cinq heures du matin. (Quart, rôti ; deux paquets fébrifuges ; limonade.)

11. Langue sale ; inappétence ; trois selles. (1 gram. d'ipéca.) Pas de vomissements ; plusieurs selles.

12. Accès de cinq à dix heures du matin. (Bouillon le matin ; quart le soir ; infusion de chicorée amère acidulée 2 litres.)

13. Apyrexie; appétence. (Quart; quart de vin de Saint-George; 2 litres de limonade fraîche; trois paquets fébrifuges.)

14. L'accès manque pour la première fois. (Quart maigre; quart de vin de Saint-George; 2 litres de limonade; deux paquets fébrifuges.)

15. Apyrexie le matin. Appétit bon; état satisfaisant. (Quart; rôti; quart de vin de Saint-George; limonade; un paquet fébrifuge.)

Accès intense à dix heures et demie. Frissons jusqu'à midi; chaleur et céphalalgie jusqu'à trois heures; trois selles.

16. Calme parfait. (Quart; rôti; quart de vin de Saint-George; limonade; un paquet fébrifuge.)

17. Accès très-léger et très-court vers trois heures après midi. (Du 17 au 20, quart; rôti; un paquet fébrifuge par jour.)

Le petit accès du 17 est le dernier.

Le malade veut sortir le 26. (Du 20 au 26, quart, rôti; 20 centigr. de sous-carbonate de fer (bis). Il est pâle, faible; la face est jaunâtre, l'abdomen souple et la rate non engorgée. Il va se loger en ville, dans une mauvaise auberge, et le 10 octobre suivant il rentre à l'hôpital, étant atteint depuis trois jours d'une dysenterie à laquelle il succombe le 15 novembre, dans le service de M. Fuster.

Ici la suspension de la fièvre a été obtenue avec plus de lenteur et de difficulté que dans les deux cas précédents. Une semaine seulement après l'administration de l'acide arsénieux, l'accès du 14 septembre, qui eût été le septième, a manqué pour la première fois; encore même s'est-il montré le lendemain. Un léger paroxysme a encore eu lieu le 15; il a été le dernier.

En treize jours, 8 centigrammes et demi d'acide arsénieux ont été administrés.

Le malade, n'ayant plus d'accès depuis quelques jours, a voulu sortir sans être entièrement guéri. Il eût été nécessaire de le soumettre encore quelque temps à une alimentation modérément tonique, et de continuer l'usage des préparations ferrugineuses données à petites doses. La dysenterie, à laquelle il a succombé, aurait été peut-être ainsi prévenue.

Fièvre quotidienne; embarras gastrique bilieux. — Boissons amères et acidules; acide arsénieux; vomitif. — Suspension des accès. — Récidive; accidents gastro-intestinaux. — Sulfate de quinine et laudanum. — Guérison.

(Observation recueillie par MM. BATTLE et CAISSO.)

Reynal, couché au n° 12 salle Saint-Vincent, arrive d'Aigues-Mortes, où il a travaillé tout l'été aux salins. Il y a trois ans, il contracta à la

Camargue une fièvre intermittente qui fut rebelle au sulfate de quinine et céda à l'arsénieux, à l'hôpital Saint-Éloi, dans le service de M. Fuster. Sa constitution est détériorée; son teint est jaunâtre.

Le 21 août, de trois à sept heures du soir, il éprouve un premier accès qui se reproduit les jours suivants, en retardant chaque fois d'une heure environ.

Les 1, 2 et 5 septembre, accès de sept à dix heures du soir. (Demi-quart; infusion de chicorée acidulée; potion de Rivière.)

4. Même prescription.—Léger accès à sept heures du soir, avec douleur dans la région hépatique; langue sale; inappétence.

5. (Un verre d'eau de Sedlitz le matin; infusion de chicorée acidulée.) Le soir, l'accès consiste en une légère céphalalgie avec sueurs abondantes, de sept à huit heures. Trois selles.

6. Apyrexie le matin. (Quart; même tisane.) Accès de quatre à neuf heures du soir.

7. Apyrexie le matin. (Même prescription, plus un paquet fébrifuge.) Accès à quatre heures et demie du soir; frissons avec claquement des dents jusqu'à sept heures; chaleur et sueur abondantes jusqu'à dix heures; calme assez complet pendant le reste de la nuit.

8. Apyrexie le matin. (Demi-quart; tisane de chicorée acidulée; un paquet fébrifuge (bis). Accès de dix heures du soir à une heure du matin. Le stade de sueur manque; céphalalgie; insomnies; rêvasseries.

9. Apyrexie le matin; état gastrique assez prononcé. (Même prescription.) Accès à neuf heures et demie du soir moins fort que la veille; sueurs abondantes.

10. Apyrexie le matin. (Quart; infusion de chicorée; un paquet fébrifuge trois fois.) Accès à dix heures du soir plus intense que le précédent.

11. Inappétence; sclérotiques jaunes; langue sale; pesanteur à l'épigastre; pas de selles depuis cinq ou six jours. (Bouillon le matin; demi-quart le soir; ipéca 60 centigr., mélangé avec tartre stibié 5 centigr. à prendre le matin en trois fois; limonade 2 litres.) Vomissements copieux; deux selles. Le soir, pas de fièvre. L'accès manque pour la première fois. La nuit est bonne.

12. Apyrexie; appétence. (Quart; un paquet fébrifuge (bis); 2 litres de limonade.) Une selle. L'accès manque. La face est toujours jaunâtre.

13. (Quart, rôti; quart de vin de Saint-George; un paquet fébrifuge (bis); 2 litres limonade.) Apyrexie.

14. Langue sale; inappétence; céphalalgie frontale. (Demi-quart; une tasse infusion de rhubarbe; 2 litres de limonade; un paquet fébrifuge.) Dans la nuit la céphalalgie augmente; le malade souffre en outre de l'épigastre et de l'abdomen; il a quatre selles.

15. Apyrexie le matin; inappétence; langue recouverte d'un enduit gris-jaunâtre; légères coliques. (Soupe matin et soir; une tasse infusion

de rhubarbe ; 1 litre tisane de chicorée acidulée.) Deux selles liquides.

16. Apyrexie ; persistance des symptômes gastriques. (Soupe ; infusion de chicorée acidulée.)

17. Apyrexie. (Quart ; infusion de chicorée.) Deux selles.

18 et 19. Accès assez intense à deux heures après midi. (Demi-quart ; limonade ; demi-lavement émollient.)

Du 20 au 26, apyrexie ; légère diarrhée avec quelques coliques. (Potage et œuf matin et soir ; eau de riz acidulée ; potion avec 50 centigrammes sulfate de quinine et 15 gouttes laudanum tous les jours.)

Les jours suivants, l'alimentation est peu à peu augmentée. Le malade prend en outre du vin de quinquina, du sous-carbonate de fer, de la limonade vineuse, et il sort guéri le 8 octobre.

Chez ce malade, l'acide arsénieux a été prescrit, malgré l'existence de quelques phénomènes de gastricité que n'a pas suffisamment dissipés l'emploi de l'eau de Sedlitz et des boissons amères et acidules. En huit jours, 7 centigrammes et demi ont été ingérés. Pendant les quatre premiers jours de ce traitement, l'accès n'a pas manqué ; ce n'est qu'après l'administration d'un vomitif qu'il a fait défaut pour la première fois, le cinquième jour. Il y a eu dès-lors une apyrexie d'une semaine ; mais deux nouveaux accès quotidiens s'étant encore produits, il a paru préférable, vu les accidents gastro-intestinaux, de recourir au sulfate de quinine additionné de laudanum. La fièvre a été ainsi dissipée sans retour, et l'état général s'est peu à peu amélioré.

Telles sont les quatre observations dans lesquelles l'acide arsénieux a été prescrit à la dose de 5 à 15 milligrammes par jour. Leur nombre est beaucoup trop restreint pour qu'on puisse en déduire quelques propositions générales. Mais en rapprochant ces faits de plusieurs autres du même genre, on est autorisé à admettre la réalité de l'action fébrifuge de l'acide arsénieux.

Cette action est en général plus lente et moins sûre que celle des préparations quiniques ; aussi faut-il préférer constamment ces dernières dans le traitement des accès pernicieux ou qui menacent de l'être.

Dans les fièvres vernales et dans d'autres, soit récentes, soit invétérées, réfractaires au quinquina, l'acide arsénieux, administré avec de sages précautions, peut rendre des services.

Si la fièvre résiste à l'acide arsénieux, il faut, dans tous les cas, renoncer à son usage après huit, dix, douze jours au plus. Ce précepte est applicable à tout autre succédané.

Souvent, alors même qu'il ne réussit pas, l'acide arsénieux prépare les voies à l'efficacité du quinquina ; il retrempe en quelque sorte la puissance thérapeutique de celui-ci.

Dès l'apparition des premiers phénomènes d'intolérance, il est prudent de suspendre ou tout au moins de réduire les doses de cet agent énergique.

L'irritation phlogistique du tube digestif et l'éréthisme nerveux en contre-indiquent l'emploi.

Fièvres rémittentes. — La fièvre intermittente, avec les trois stades classiques de ses paroxysmes, n'est pas la seule expression morbide de l'intoxication limnique. Celle-ci se traduit encore sous la forme trop souvent trompeuse et terrible de fièvres ré-mittentes, et même, quoique plus rarement, de fièvres continues ou pseudo-continues, comme on les appelle de préférence de nos jours. Ailleurs, elle se cache sous le masque perfide d'une foule de mouvements fluxionnaires et de troubles fonctionnels du système nerveux, souvent apyrétiques, se reproduisant à des intervalles réguliers et généralement désignés par l'expression pittoresque de *fièvres larvées.* États morbides protéiformes, éminemment disparates eu égard à leur symptomatologie, à leur siège, à leur gravité, mais identiques au fond, c'est-à-dire provenant d'une même origine, l'influence paludéenne, et curables par le même agent thérapeutique, le quinquina.

« L'histoire des maladies paludéennes, disent MM. Trousseau et Pidoux, était plus avancée sous Morton, Torti, Lautter, Lancisi, Starck, etc., qu'il y a vingt-cinq ans. Pinel et Broussais avaient arraché cette grande page de la nosologie. Depuis quelques années elle y a été replacée, et nous le devons surtout à notre conquête d'Afrique[1]. » Ces auteurs oublient que les doc-

---

[1] Trousseau et Pidoux; *Thérap, et mat. méd.,* 1855, tom. II, pag. 426.

trines de ces grands médecins du XVIIe et du XVIIIe siècle s'é-
taient perpétuées, affermies et épurées à Montpellier, et qu'en
définitive les résultats cliniques auxquels sont parvenus les médecins militaires de l'Algérie, après de nombreux revers et de
longs tâtonnements, ne diffèrent sur aucun point fondamental
des principes professés dans notre École.

Quels sont les principaux caractères de ce genre de fièvres rémittentes? Quelles sont les bases de leur traitement? Questions
de la plus haute importance au point de vue de la médecine pratique.

Établissons d'abord quelques considérations préliminaires sur
la notion générale du type des fièvres.

Au point de vue du type, c'est-à-dire de l'ordre d'après lequel se suivent, s'exaspèrent ou se reproduisent les symptômes
constitutifs des divers états fébriles, Hippocrate n'a distingué
que deux classes de pyrexies : les *synoques* ou *continues*, et les
intermittentes. Celles-ci consistent en une série d'accès fébriles
séparés par des intervalles apyrétiques. L'égalité dans la durée de
ces intervalles et la ressemblance des paroxysmes, caractérisent
les vraies fièvres intermittentes périodiques. Là-dessus, tout le
monde est d'accord. Pour le Prince de la médecine, il suffisait que
l'appareil symptomatique persistât sans interruption du commencement à la fin de la maladie, avec ou sans exacerbations, pour
que la pyrexie dût être réputée *synoque* ou *continue*. Aussi fit-
il rentrer dans les synoques, la fameuse fièvre *hémitritée*, qu'il
définit, dans le premier livre des *Epidémies, une fièvre s'exaspérant un jour, se relâchant un autre* [1].

---

[1] La fièvre hémitritée ainsi comprise ne serait autre qu'une rémittente
tierce. Voir à ce sujet l'argument de M. Littré*, et une note de M. Daremberg **. D'autres auteurs ont qualifié différemment la fièvre hémitritée. La
plupart l'ont considérée, avec Galien, comme provenant de l'association d'une
fièvre rémittente tierce et d'une intermittente quotidienne, ou bien d'une

Hippocrate ; édit. de Littré, tom. II, pag. 568.
** *Œuvres choisies d'Hippocrate* ; trad. par Daremberg, Paris 1855, pag. 471.

Ce n'est que plus tard qu'on a basé un troisième groupe de fièvres sur l'admission du type *rémittent*. Intermédiaire entre l'intermittent et le continu, ce type tient à la fois de l'un et de l'autre : il se rapproche du premier par l'existence des paroxysmes; du second, par la non-interruption de la fièvre. Le type fébrile rémittent est donc caractérisé par une pyrexie qui, sans cesser du commencement à la fin de la maladie, offre des intervalles marqués de rémissions et d'exacerbations alternatives, périodiques ou à peu près. Ces fièvres rémittentes furent appelées *synèques*, pour les distinguer des *synoques* ou vraies continues.

Ce n'est pas tout. On se dit : toutes les fièvres *synoques* ne présentent pas à toutes les heures du jour et de la nuit une parité absolue, une identité mathématique dans le degré d'intensité de leurs symptômes. Une émotion légère, la simple ingestion d'un liquide, la lumière, l'obscurité, le sommeil, les révolutions diurnes, mille autres circonstances futiles, influencent accidentellement l'état fébrile. Le même type a été ainsi subdivisé par quelques-uns en *continent* et en *continu*. La fièvre *continente* est celle qui dans tout son cours n'offre ni augmentation ni diminution tant soit peu appréciable. Condition d'une rigueur moins absolue pour la fièvre *continue*, qui n'exclut pas quelques légères variations toujours moins prononcées, il est vrai, que dans le type rémittent. Quelques médecins, prenant au pied de la lettre cette caractéristique, ont soutenu non sans raison que la fièvre continente ainsi envisagée n'existe à la rigueur que dans les livres. La fièvre inflammatoire serait celle qui satisferait le mieux à l'exigence du type continent ; encore même convient-il de ne pas la séparer des continues proprement dites, pour éviter l'écueil d'un rigorisme scolastique, en multipliant sans nécessité de trop

---

rémittente quotidienne et d'une intermittente tierce, ce qui fait que tous les deux jours alternatifs, elle présente deux paroxysmes bien distincts, et un seulement les jours intermédiaires *.

---

* Voir, à ce sujet, Grimaud ; *Cours de fièvres*. Édit. Demorcy-Delettre, tom. IV, pag. 873-374.

minutieuses subdivisions. Morton, prenant le contre-pied de cette distinction par trop subtile, donna aux mots *continent* et *continu* un sens tout à fait inverse [1]. De nos jours, M. Andral a également pris comme synonymes les expressions *fièvres rémittentes*, *fièvres continues* [2].

Je n'en finirais pas, s'il me fallait rappeler et discuter les vices de nomenclature qui ont jeté sur ce sujet, comme sur beaucoup d'autres, une obscurité fâcheuse et n'ont que trop contribué à retarder les progrès de la science. Il me suffira d'emprunter à Baumes la citation suivante, relative aux dénominations diverses dont les fièvres rémittentes ont été l'objet. « La qualité de continues et d'intermittentes donnée aux fièvres, a été généralement à l'abri des variations. Il n'en a pas été de même des fièvres rémittentes, qui ont tour à tour exercé l'esprit des nomenclateurs. En effet, nous voyons Avicenne nommer *paroxysmales*; Sennert, *continues-périodiques*; Torti, *proportionnées*; Huxham et Pringle, *rémittentes*; quelques-uns, *continuées*; d'autres, *exacerbantes* ou fièvres avec redoublement, les pyrexies appelées *continentes* par Morton; *continues*, par les scolastiques; *synéques*, par l'école d'Hippocrate [3]. »

Tous les médecins n'ont pas attaché la même importance à la considération du type des fièvres. Jusqu'à quel point la différence du type implique-t-elle une différence de nature? On a répondu en exagérant dans des sens opposés. Parmi les nosologistes, Sauvages, Sagar, Selle, etc., ont pris le type pour base principale de leurs classifications pyrétologiques. D'autres, avec Grimaud, Pinel, etc., n'accordant à la différence du type qu'une valeur secondaire, ont préféré établir leurs classifications sur les caractères fondamentaux qui constituent selon eux la nature expérimentale de ces maladies.

Quelques auteurs ont identifié les fièvres rémittentes avec les

[1] Voir Baumes; *Traité des fièvres rémittentes.* Montpellier, 1821, tom. I, pag. 7.

[2] Andral; *Cours de pathologie interne*, recueilli et rédigé par A. Latour, 2e édit., 1848, tom. III, pag. 727.

[3] Baumes; ouv. cit.. tom. I, pag. 9.

intermittentes ; d'autres leur ont accordé une place distincte dans le cadre pyrétologique ; d'autres , enfin , les ont plus ou moins assimilées aux fièvres continues. J'aurai à établir à ce sujet quelques distinctions cliniques.

M. Bouillaud considère ces fièvres *comme une véritable superfétation nosologique*. Il ajoute quelques lignes plus bas : « Il me paraît incontestable que l'on aura décrit comme maladies distinctes , sous le titre de *fièvres rémittentes*, des phlegmasies fébriles marquées par des retours alternatifs d'exacerbation et de calme ou de relâche[1]. » Cette seconde proposition n'est pas moins erronée que la première.

L'appréciation de Baumes est plus exacte. Dans l'ouvrage déjà cité , livre trop oublié aujourd'hui, remarquable à la fois par l'érudition et par les vues pratiques dont il abonde, le professeur de Montpellier envisage sous leur vrai jour les fièvres rémittentes. « Si l'on ne se fait point d'illusion à cet égard , dit-il, la fièvre rémittente paraîtra comme un ordre ou comme un genre mixte de pyrexie , faisant la nuance entre la fièvre continue et la fièvre intermittente , sans cesser néanmoins d'appartenir plus particulièrement à cette dernière, et sans adopter le sentiment de ceux qui ne voient, dans la fièvre rémittente, qu'une réunion d'une fièvre continue et d'une fièvre intermittente[2]. » Sans doute , cette réunion ne constitue pas l'essence de la fièvre intermittente ; mais des cas de ce genre sont très-communs dans la pratique.

Est-il nécessaire de dire que les traits distinctifs de ces trois types sont empruntés aux cas dans lesquels ils sont le plus évidents? Mais tous les faits ne se prêtent pas avec la même complaisance à cet arrangement. La ligne de démarcation qui les divise en trois catégories n'est pas toujours aussi nette. C'est dire que la détermination du vrai type n'est pas toujours aussi facile. On a senti cette difficulté ; on a reconnu la nécessité d'appellations mixtes ; les mots *continues-rémittentes* , *rémittentes-intermittentes*, etc., ont été associés pour désigner certaines fièvres.

[1] *Diction. de méd. et de chirurg. prat.*, article *Fièvres*, tom. VIII, pag. 151.
[2] Baumes; ouvrage cité. tom. I, pag. 13.

L'épithète *continues* ou *continues-continentes* a été réservée pour celles qui sont exemptes au plus haut degré d'augmentation et de diminution alternatives dans l'intensité de leurs symptômes. Les pyrexies qui offrent des rémissions et des exacerbations sans importance, c'est-à-dire ne constituânt pas des indications thérapeutiques spéciales, ont été appelées *continues-rémittentes*. Telles sont les fièvres catarrhale et gastrique-bilieuse, dont l'exacerbation vespertine et nocturne est un des symptômes habituels. Telles sont les phlegmasies fébriles, les phthisies pulmonaires et d'autres lésions organiques, la fièvre hectique, etc.

Au contraire, dans les fièvres rémittentes vraies comme dans les intermittentes, le fait de la périodicité est le point culminant : il éclaire le diagnostic, révèle la nature de la maladie, et fournit l'indication thérapeutique majeure, celle de l'emploi des préparations quiniques.

Ainsi donc, le type n'indique pas nécessairement et directement par lui-même telle ou telle méthode thérapeutique. Il peut être le même dans des maladies bien différentes; par contre, un même fond morbide, l'intoxication paludéenne par exemple, peut se manifester sous des types variés. Reconnaissons néanmoins que, sans être inhérent exclusivement à telle ou telle maladie, tel ou tel type se retrouve plus fréquemment dans les unes que dans d'autres; il est même en quelque sorte spécial à certaines. Ainsi, dans les fièvres paludéennes, la notion de la périodicité n'est-elle pas la principale source des indications curatives, quelles que soient d'ailleurs les manifestations symptomatiques?

Établissons maintenant les caractères principaux des fièvres rémittentes, et déterminons les indications thérapeutiques qu'elles offrent.

Il existe une fièvre *rémittente* vraie, légitime, essentielle, qu'on aurait pu appeler aussi bien *exacerbante*, car elle implique et justifie à la fois ces deux dénominations. Elle peut se rencontrer à l'état simple, c'est-à-dire non associée à tout autre état pathologique. Aucun âge n'en est exempt. « Rare avant 16 ans,

dit M. Grisolle, elle atteint surtout les adultes[1].» On peut dire,
au contraire, qu'elle est assez commune chez les enfants. Sa cause
principale, mais non exclusive, de même que celle de la fièvre
intermittente, est due à l'action des effluves marécageux. Un
premier accès plus ou moins accentué fait explosion ; la fièvre ne
cesse pas avec lui, elle persiste, diminue et redouble tour à tour.
Cette périodicité de rémissions et d'exacerbations fébriles constitue son principal caractère. L'antipériodique est son remède.
D'emblée, elle se produit telle quelle ; elle ne se rattache à aucune
altération appréciable des solides et des liquides qui puisse l'expliquer. Elle peut être *légère*, *grave* et *maligne*. Ses paroxysmes
portant plus spécialement leur action sur tel ou tel organe, il peut
en résulter une foule de localisations morbides variées (congestions
cérébrales, spléniques, hépatiques ; pleurésies, pneumonies, dysenteries, phénomènes névropathiques, etc.), qui, d'abord sous
la dépendance exclusive de la fièvre rémittente, peuvent devenir, à
leur tour, par le fait de la répétition des paroxysmes, une nouvelle cause de danger et une source d'indications curatives distinctes. Elle affecte tantôt le type tierce, tantôt le quotidien
(amphimérine, tritæophie des anciens), souvent le double-tierce,
parfois même, mais beaucoup plus rarement, le quarte. La rémittente double quotidienne et l'hémitritée se rencontrent aussi,
mais peu communément.

C'est surtout dans les climats chauds, et chez nous en été et
en automne, que la fièvre rémittente s'observe. L'action effluvienne et celle de la chaleur réunies sont les deux conditions les
plus ordinaires de son développement. Elle rentre donc dans la
famille des fièvres intermittentes ; elle en diffère seulement en ce
que, au lieu d'un calme à peu près parfait succédant aux paroxysmes, il n'y a qu'un amendement relatif.

D'autres fois, la fièvre a été primitivement intermittente. Les
accès se sont rapprochés et ont fini par se confondre (fièvres sub-
intrantes et sub-continues). Le type rémittent a ainsi succédé à
l'intermittent. Dans certains cas exceptionnels, il est même si

---

[1] Grisolle ; ouvrage cité, tom. I, pag. 162, Paris 1857.

peu dessiné que la fièvre doit être appelée *pseudo-continue*, c'est-à-dire continue au point de vue du type, mais non des indications qui s'y réfèrent. Quelquefois enfin la marche est continue dans les premiers jours ; ce n'est que par degrés que la forme rémittente se manifeste.

Ailleurs, le type rémittent provient de l'union d'une fièvre continue, d'une phlegmasie locale, ou de tout autre état morbide avec une fièvre intermittente. Un simple embarras gastrique associé à une fièvre intermittente, négligé ou mal traité, peut transformer celle-ci en rémittente. Le type intermittent reparaît, une fois la complication détruite. Mais souvent cette complication est beaucoup plus intime et plus difficile à démêler. Le diagnostic et le traitement de ces états complexes constituent le triomphe de l'analyse clinique.

Viennent enfin les fièvres à type continu rémittent, qui se rapprochent beaucoup plus des continues proprement dites que des intermittentes, et dans lesquelles, à l'inverse des premières, les rémissions et les exacerbations alternatives ne réclament pas un traitement spécial et constituent un simple accident, d'une valeur très-secondaire, au point de vue thérapeutique. Cette distinction est donc de la plus haute importance. Le quinquina donné mal à propos peut être nuisible, tandis que, opportunément administré, il sauvera la vie au malade.

Dans quels cas la périodicité fournit-elle une indication majeure de traitement ? En d'autres termes, à quels signes reconnaît-on les fièvres rémittentes à quinquina ?

Dans les fièvres rémittentes à caractères bien accentués, le doute ne saurait être possible. Les paroxysmes qui les composent se reproduisent périodiquement avec leurs trois stades ordinaires. La fièvre est alternativement et régulièrement réduite et augmentée d'une manière très-sensible. Cette disproportion, ce contraste entre les rémissions et les exacerbations, offre quelque chose de saisissant, alors même que l'un ou l'autre des trois stades de l'accès ferait défaut. Les accès peuvent éclater à une heure quelconque du jour et revêtir des types divers : double-tierce, tierce, quotidien, etc. ; tandis que dans les pyrexies continues rémittentes et dans les fièvres symptomatiques, les exacerbations sont en général quotidiennes, vespertines ou nocturnes, et beaucoup moins tranchées que dans les vraies rémittentes. Ils se montrent dans celles-ci sans pouvoir être rapportés à aucune cause adventice externe ou interne ; ils atteignent rapidement leur apogée et décroissent avec la même vitesse, sans que rien puisse expliquer un amendement aussi prompt. Joignez à ces données fournies par la marche des symptômes, celles non moins précieuses de l'étiologie, la constitution médicale régnante, l'absence d'une localisation quelconque qui puisse expliquer la fièvre et ses retours paroxystiques, les bons effets des préparations quiniques dans des cas analogues ; réunissez en faisceau tous ces divers signes, ils mettront en évidence le rôle prépondérant de l'élément périodique et l'indication du quinquina.

Quelques auteurs, Pinel entre autres, veulent que la période de frisson soit constante dans les paroxysmes des *fièvres rémittentes*. Il exige qu'elles offrent, pour mériter ce nom, « avec une continuité de l'état fébrile, des retours périodiques d'accès en froid et en chaud : ce qui donne à ce terme une signification beaucoup plus restreinte, et la seule qu'on doive conserver, si on veut s'entendre [1]. »

Cette restriction est inadmissible : elle séparerait forcément des états morbides qui peuvent fort bien être d'une nature identique, malgré le manque de la période algide dont Pinel s'exagère l'importance clinique. Baumes a vigoureusement réfuté cette erreur. « Combien de fièvres, s'écrie-t-il, sans cesser d'être rémittentes, ont perdu la prérogative d'avoir chacun de leurs retours marqué ou annoncé par le froid ! Des symptômes variables ne doivent jamais être pris pour un indice pathognomonique des maladies ; et la pathologie réclame plus de sévérité dans l'adoption des phénomènes auxquels on veut attacher un caractère indélébile [2]. »

---

[1] Pinel ; ouvrage cité, tom. I, pag. 166.
[2] Baumes ; ouvrage cité, tom. I, pag. 15-16.

Les trois stades constitutifs des paroxysmes ordinaires des
fièvres intermittentes ne sont pas habituellement aussi complets
et aussi prononcés dans les rémittentes. Ainsi, au lieu d'un frisson proprement dit, intense et prolongé, il peut n'y avoir qu'une
réfrigération partielle des extrémités accompagnée ou non de quelques phénomènes spasmodiques ; la sueur se borne parfois à une
simple moiteur. Ailleurs, le paroxysme ne consiste pas seulement
dans une exagération plus ou moins notable des symptômes propres à la rémission ; il est caractérisé par la production de phénomènes insolites (congestions cérébrales, état comateux, névral-
gies diverses, mouvements convulsifs, délire, etc.). On peut
dire même que la fièvre pernicieuse affecte aussi souvent, plus
souvent peut-être, le type rémittent que l'intermittent.

Dans ces fièvres rémittentes (cérébrales, pneumoniques,
diarrhéiques, syncopales et autres), la localisation est sous la
dépendance de la fièvre périodique, qui s'est plus particulièrement
jetée, comme disait Sydenham, sur tel ou tel organe. Les symptômes propres à la localisation disparaissent ou s'amendent en
même temps que le paroxysme ; mais de nouveaux accès amenant
de nouveaux désordres locaux, ceux-ci s'accroissent, deviennent
plus profonds, plus tenaces, et sont à leur tour le point de départ
d'une fièvre réactive ou symptomatique, qui se mêle à la première, en altère le type primitif, et exige elle aussi un traitement
approprié.

La fièvre rémittente n'est pas toujours simple à son début ; elle
est souvent associée à un ou plusieurs autres états morbides, qui
s'influencent réciproquement d'une manière fâcheuse. Tantôt c'est
une phlegmasie fébrile (méningite, pneumonie, etc.), tantôt un
rhumatisme, une dysenterie, une fièvre gastrique-bilieuse, muqueuse, inflammatoire, catarrhale, ataxique, adynamique, putride, typhoïde ; ailleurs même un typhus ou tout autre état
pathologique dans lequel l'élément périodique joue aussi un rôle
principal. Ajoutons que ces divers états sont souvent associés
entre eux, ce qui augmente encore la gravité du mal et la difficulté
du traitement. On voit, tous les jours, de ces maladies, telles que
fièvres rémittentes inflammatoires-bilieuses, catarrhales-ataxi-

ques, etc., offrant une réunion intime de plusieurs éléments morbides.

Ces cas éminemment complexes exigent beaucoup de sagacité de la part du praticien. On reconnaîtra l'élément périodique aux signes précédemment indiqués. Il passerait souvent inaperçu, si le médecin n'avait pas le soin de visiter attentivement plusieurs fois par jour le malade, et de faire un examen scrupuleux de toutes les circonstances qui sont de nature à éclairer le diagnostic. Avant d'avoir recours au quinquina, il y a généralement à remplir les indications fournies par les autres états morbides, bilieux, inflammatoire, etc. Dans celui-ci, saignée, boissons tempérantes ; dans le premier, émeto-cathartiques, etc.

Cette règle souffre néanmoins une exception relative à la gravité et au danger du retour des paroxymes. Y a-t-il état *pernicieux* ou *malin*, c'est-à-dire, diminution des forces radicales, affaiblissement ou absence des synergies normales, tendance à l'ataxie, à l'aggravation du mal et à une fin prochaine, courez alors au plus pressé et faites une médecine d'urgence. Oubliez pour un moment les autres éléments constitutifs de la maladie, et employez avant tout les préparations quiniques, pour prévenir l'explosion ou atténuer l'intensité d'un nouveau paroxysme souvent mortel ! Ce précepte est de rigueur, je le répète, quoique, par le fait des éléments compliquants, le malade ne se trouve pas dans les conditions les plus propices pour bénéficier du quinquina. Attendre, ce serait s'exposer à n'être bientôt plus à temps à agir. Tout retard est d'autant plus à craindre, que l'intervalle des accès est plus court.

Il existe, ai-je dit, un autre groupe d'affections aiguës à type continu-rémittent, offrant des exacerbations sur lesquelles le quinquina n'a pas de prise. Telles sont les fièvres gastriques-bilieuses, catarrhales, typhoïdes, une foule de phlegmasies fébriles, comme la méningite, la méningo-encéphalite, etc. Il n'y a donc pas lieu de s'armer de l'antipériodique, par cela seul qu'une certaine augmentation de l'état fébrile se produira tous les soirs.

S'il existe cependant une grande disproportion entre les symptômes du matin et ceux du soir ; si l'exacerbation est régulière

et bien tranchée ; si elle présente les trois périodes ordinaires
d'un accès : frisson, chaleur, sueur ; si elle s'accompagne de quelque chose d'insolite, de nature à frapper un œil observateur, il
est très-probable qu'on a affaire, *in aëre Monspeliensi*, à une
complication périodique réclamant l'usage du quinquina, complication d'autant plus à craindre que l'influence marécageuse se
fait sentir avec plus d'intensité dans la localité où l'on exerce.

Le frisson peut exister sans que la fièvre soit à quinquina, et
réciproquement ; il a néanmoins une grande valeur au point de
vue de l'indication de l'antipériodique. Si l'exacerbation paraît
deux fois par jour et à des heures irrégulières, on est souvent
embarrassé. Les fièvres rémittentes double — quotidiennes sont
rares ; elles existent cependant. Si les paroxysmes affectent le type
tierce, se montrent aux mêmes heures ou à peu près, se ressem-
blent, s'accompagnent des mêmes symptômes étrangers, il n'y a
plus de doute possible : l'administration du quinquina est oppor-
tune.

Sauf ces cas, l'antipériodique n'est pas généralement indiqué
dans les affections continues—rémittentes ; mais ici ce n'est pas
le cas de s'abstenir, dans le doute. Dans un pays où la périodicité s'observe quelquefois sans être pourtant commune, il y a
souvent lieu d'hésiter ; suivant qu'elle fait plus ou moins de ravages, suivant les caractères propres de la constitution médicale
régnante, on sera plus ou moins porté à administrer ce puissant
remède ou à s'en abstenir.

En général , les inconvénients de son emploi ne sauraient
balancer ses avantages. Mieux vaut le donner sans besoin absolu , que négliger de le prescrire quand il est nécessaire. Mieux
vaudrait encore être en état de bien reconnaître toujours les cas
dans lesquels il est indispensable, ceux où il est inutile, ceux où
il peut être nuisible. Malheureusement on ne peut pas établir un
ensemble de règles fixes qui permettent de résoudre cet important problème de pratique médicale avec une certitude mathématique.

Ce tact médical que rien ne peut suppléer, la notion exacte
des maladies habituellement propres à telle ou telle localité , les

effets du traitement employé, l'observation attentive de toutes les circonstances propres à chaque cas particulier, etc., décideront la conduite du praticien dans les cas difficiles. On évitera ainsi deux exagérations opposées : l'une consistant à administrer le quinquina à tout propos, sous le prétexte de la moindre exacerbation ; l'autre à ne pas en user quand il pourrait être utile.

Nul doute, par exemple, qu'on ne l'emploie souvent sans nécessité dans des méningites prises pour des fièvres cérébrales malignes, dans des fièvres rémittentes bilieuses, bilioso-inflammatoires, etc., qui ne sont nullement justiciables du quinquina. Il serait facile d'en citer de nombreux exemples.

Il me suffira de rappeler une réflexion de Grimaud, d'une grande justesse. Ce savant pyrétologiste n'hésite pas à reconnaître que la classe des *febres subcontinuæ malignæ* de Torti est moins bien caractérisée que celle des *febres comitatæ*. Le quinquina échouait souvent: c'est que, dans ces fièvres, l'élément périodique était loin de jouer un rôle prépondérant [1].

Dans ses préventions exagérées contre l'écorce du Pérou, dues principalement aux abus de son emploi, Ramazzini a souvent basé son appréciation sur des motifs irréfutables ; aussi n'a-t-il pas manqué de s'appesantir sur les déceptions qu'ont éprouvées plusieurs médecins, en prescrivant ce remède contre des fièvres continentes assimilées à tort aux intermittentes. « *Nam febres continentes, essentiales ut vocant, interdum etiam inflammatoriæ, persæpe de natura intermittentium participare creduntur* [2]. »

Roucher, praticien habile de Montpellier, signale à son tour les funestes effets du quinquina dans certaines fièvres à redoublements peu marqués, qui se rapprochent de la fièvre ardente ou bilieuse et s'accompagnent de chaleur brûlante à la peau, avec sécheresse de la langue, constipation opiniâtre, tension de l'abdomen, urines rouges, etc. L'emploi de boissons délayantes,

---

[1] Grimaud; ouvrage cité, tom. IV, pag. 360-361.
[2] *Ramazzini opera omnia. — De abusu chinæ chinæ dissertatio epistolaris.* —Genève, 1717, in-4º, pag. 229.

tempérantes, acidules, de lavements rafraîchissants et de petites doses de nitre et de crème de tartre produisait, au contraire, de bons résultats[1]. C'est qu'en effet le quinquina, dont l'action irritante ne saurait être mise en doute, bien qu'on l'ait considérablement exagérée, ne peut qu'être nuisible quand il existe une inflammation même peu intense de la muqueuse gastro-intestinale, constituant un élément principal de la maladie. Il convient, au contraire, dans les vraies fièvres rémittentes accompagnées d'irritation gastro-intestinale, sous la dépendance des paroxysmes. Sous son influence, la langue, de sèche et rouge qu'elle était, devient humide, la soif s'apaise, etc. C'est qu'ici le quinquina s'adresse à la cause productrice, l'élément périodique; c'est contre lui qu'il agit si favorablement.

En établissant les indications et les contre-indications de cette précieuse substance, j'ai eu à peu près exclusivement en vue son action thérapeutique représentative de l'élément périodique. Quand la périodicité est bien établie, quelle qu'en soit la cause, le quinquina peut être utile pour la combattre, mais à des degrés différents. Il serait intéressant de rechercher quelles analogies il peut y avoir entre ces affections périodiques d'origine diverse, et les affections paludéennes curables par le quinquina, quel qu'en soit le type; mais ceci m'entraînerait trop loin. Ai-je besoin d'ajouter que le quinquina a des propriétés latérales autres que l'antipériodique? Il est éminemment tonique, par exemple, et convient, à ce titre, dans une foule de cas où il s'agit surtout d'accroître et de réveiller les forces radicales de l'organisme. A haute dose, il possède, en outre, une action hyposthénisante manifeste; il provoque la surdité, la stupeur, etc., tout autant de propriétés qui peuvent le rendre nuisible dans certaines maladies où il serait intempestivement administré.

La préparation la plus usitée de toutes est, sans contredit, le sulfate de quinine. «Vouloir aujourd'hui, avec quelques admirateurs du passé, dit M. Grisolle, substituer le quinquina au sel de quinine (sulfate), c'est revenir en arrière et méconnaître un des

---

[1] Roucher; *Traité de médecine clinique*, tom. I, pag. 91.

grands progrès qui honoreront notre époque [1]. » Au risque de paraître rétrograde sur ce point, je persiste à faire une exception en faveur de la résine ou extrait alcoolique de quinquina , surtout dans les cas de fièvre rémittente grave ou maligne. Préconisé par Chrestien, largement employé par Baumes, Broussonnet, Caizergues, par leurs successeurs, en un mot par tous les praticiens de Montpellier, ce produit représente l'ensemble des principes actifs du quinquina , sauf la partie inerte, le ligneux. Il contient à la fois les kinates de quinine, de cinchonine, le rouge cinchonique, etc.; il jouit de la propriété tonique à un bien plus haut degré que le sulfate de quinine, et peut s'appliquer à divers cas où ce sel ne conviendrait pas. On le donne à la dose de 4 à 12 grammes par jour, tantôt seul , tantôt associé au sulfate de quinine, dont il assure et augmente la puissance d'action.

Tels sont les principes généralement professés à Montpellier sur l'importante question des fièvres rémittentes ; je me suis appliqué à les mettre en pratique et à les vérifier au lit des malades.

Citons quelques faits à l'appui :

Fièvre rémittente quotidienne avec dysenterie et état gastrique bilieux —Émollients; ipécacuanha ; sulfate de quinine et laudanum. — Guérison.

Justin Ollier, 18 ans, né à Montpellier, cultivateur, d'une constitution faible et d'un tempérament lymphatique, arrive de Bouffarick, où il a contracté pour la première fois, il y a deux mois, une fièvre rémittente tierce, guérie à l'aide du sulfate de quinine, mais ayant laissé après elle une dysenterie et un état de faiblesse considérables. Il rentre en France, et le 17 août il éprouve à Montpellier un premier accès à huit heures du matin : frisson de tout le corps et céphalalgie pendant deux ou trois heures; chaleur vive ensuite; pas de sueur. La céphalalgie persiste.

Le 18 août, il entre à l'hôpital, salle Saint-Vincent no 9. Jusqu'au 22, il ne présente qu'un léger mouvement fébrile avec quelques symptômes d'irritation gastro-intestinale. (Bouillon ; tisane d'orge gommée; demi-lavement émollient. —Le 22, léger laxatif composé de : huile de ricin, 12 grammes; huile d'amandes douces, 12 grammes; sirop de limon, 15 grammes.)

22 août. Accès à deux heures après-midi; frissons et tremblement avec céphalalgie, suivis de chaleur et de soif intense. Pas de sueur.

[1] Grisolle; ouvrage cité, tom. I, pag. 145.

23. Faciès jaunâtre dénotant l'intoxication paludéenne; rate dépassant légèrement le rebord costal; un peu de tension aux deux hypochondres; quatre selles mucoso-sanguinolentes avec ténesme. (Bouillon; crême de riz; eau de riz acidulée.) Accès à midi moins fort que le précédent. Le frisson dure une heure. Chaleur, soif, céphalalgie intense dans le stade suivant; vertiges. Pas de sueur. Plusieurs selles mucoso-sanguinolentes; coliques; ténesme.

24. Langue sale, recouverte d'un enduit blanc-grisâtre; bouche mauvaise; nausées; inappétence complète; persistance des phénomènes dysentériques à un moindre degré; léger mouvement fébrile. (Diète le matin; ipécacuanha, 1 gramme en trois fois; limonade gommée; bouillon le soir.)

Accès à dix heures du matin. Frissons et tremblement général pendant demi-heure; céphalalgie; chaleur et soif intenses tout le reste de la journée. L'ipécacuanha a amené des vomissements peu abondants; sept ou huit selles mucoso-sanguinolentes avec ténesme.

25. Accès à sept heures et demie du matin. Au moment de la visite, le malade continue à trembler; le nez, les joues et les bras sont froids au toucher; le pouls est fréquent, petit, concentré; le thermomètre marque 39° dans le creux de l'aisselle, et 32° entre les pieds. (Potion de Rivière et infusion chaude d'oranger et de tilleul, *illico*. — Au déclin de l'accès, limonade; potion avec sulfate de quinine, 60 centigrammes et 20 gouttes laudanum, à prendre en quatre fois de deux en deux heures. Rémission assez marquée le soir. Ce paroxysme, comme les précédents, n'a pas offert de stade de sueur.

26. Nouvel accès le matin à sept heures et demie. Dans le stade de frisson, le thermomètre marque 40° à l'aisselle et 35° aux pieds. (Infusion d'oranger et de tilleul, *illico*. — Après l'accès, limonade; bouillon; crême de riz; potion avec sulfate de quinine, 1 gramme et 20 gouttes laudanum.) Le soir, chaleur, fréquence, un peu d'agitation. Amélioration des symptômes dysentériques.

27. Légère fièvre continue. La dysenterie est moins forte; céphalalgie légère; faiblesse dans les membres inférieurs; persistance de la teinte paludéenne et de l'engorgement splénique. (Mêmes prescriptions.)

28. Amélioration persistante; léger mouvement fébrile; point de paroxysme. (Soupe; limonade gommée; eau rougie. Potion avec 50 centigrammes sulfate de quinine et 10 gouttes laudanum.)

29. Même état. (Mêmes prescriptions.) Deux selles hier et aujourd'hui; ténesme peu prononcé.

Apyrexie presque complète les jours suivants. Aucun nouvel accès ne se montre; l'alimentation est augmentée peu à peu. Le malade est soumis à l'usage de l'eau ferrée et du sous-carbonate de fer (25 à 40 centigrammes par jour). Il sort guéri, le 15 septembre.

3

Ce jeune homme, venu d'Afrique, a eu pour la deuxième fois une fièvre rémittente paludéenne avec dysenterie. Un premier accès s'est déclaré en ville, le 17 août, et cinq autres à l'hôpital, sous le type quotidien à partir du 22. La dysenterie compliquait la fièvre périodique ; elle était à son tour aggravée par celle-ci. Sous l'influence d'un traitement approprié à la nature et à l'intensité de cette association morbide, le retour à la santé a été assez prompt.

Un autre malade civil (Pierre David, cultivateur, âgé de 25 ans, d'une forte constitution, entré le 22 août, sorti le 9 septembre), arrivant de la même localité, a offert des symptômes analogues. Seulement, chez lui, l'état bilieux était plus prononcé ; il existait une diarrhée simple, au lieu d'une dysenterie ; le frisson des paroxysmes était bien moindre ; la chaleur et l'effervescence fébrile étaient plus grandes et s'accompagnaient de congestion sanguine vers la tête (face rouge, céphalalgie vive, vue trouble, vertiges, bourdonnements d'oreilles, etc.). Deux jours après l'emploi de l'ipécacuanha à dose vomitive et l'usage de boissons tempérantes et acidules, une petite saignée de 250 grammes a été pratiquée, de légers révulsifs ont été appliqués sur les membres inférieurs, des onctions sédatives ont été faites sur l'abdomen ; le sulfate de quinine a été ensuite administré à la dose de 50 ou 60 centigrammes par jour, pendant une semaine, et la guérison a été ainsi obtenue. Le sang extrait de la veine a fourni un caillot mou, friable, dépourvu de couenne.

Je m'abstiens de rapporter d'autres observations du même genre. Je me bornerai à résumer la suivante ; elle est relative à une fièvre rémittente gastrique-bilieuse, dont les paroxysmes quotidiens pouvaient paraître dépendre des phénomènes de gastricité et leur être subordonnés, tandis qu'en réalité ils avaient une existence propre et réclamaient l'usage de l'antipériodique, tout en étant influencés néanmoins par l'état gastrique-bilieux.

Fièvre rémittente gastrique bilieuse. — Évacuants gastro-intestinaux ; boissons acidules ; préparations quiniques. — Guérison.

Nicolas Burté, soldat au 2ᵉ du génie, 22 ans, bonne constitution, tempérament lymphatique ; entré, le 13 août, salle Saint-Charles, nº 8.

Il est atteint depuis trois ou quatre jours de fièvre gastrique-bilieuse avec léger état catarrhal.

Émétisé le 13 par M. Dupré, il offre, les jours suivants, une exacerbation notable de cinq heures du soir à minuit, caractérisée par de légers frissons au début, de la chaleur, de la céphalalgie, une agitation insolite et se terminant par des sueurs assez abondantes.

Les paroxysmes avancent chaque fois, de manière à débuter entre deux et trois heures de l'après-midi, les 21, 22 et 23 août; ils cessent entre neuf et dix heures du soir. L'administration d'une potion avec 1 gramme sulfate de quinine et 4 grammes résine de quinquina, prescrite le 14 et renouvelée le 16 et le 18, est impuissante à les enrayer. (Un verre eau de Sedlitz, le 19 et le 20). Ils ne disparaissent qu'à dater du 24, avec la cessation de l'état gastrique-bilieux. On eût pu croire qu'ils étaient sous la dépendance de cet état gastrique-bilieux; mais non : ils se reproduisent sous le type intermittent, trois jours de suite, à partir du 31 août, en l'absense de tout symptôme gastrique-bilieux tant soit peu prononcé. Trois jours d'apyrexie (3, 4 et 5 septembre) sont suivis de trois nouveaux accès (7, 8 et 9 septembre), de six à neuf heures du soir. (Potion avec 60 centigrammes sulfate de quinine, les 1, 2, 4, 8 et 9 septembre).

Du 10 au 30 septembre, rien de particulier. (Alimentation tonique. Limonade vineuse. Un verre d'infusion de racine de colombo, le matin.) Les forces reviennent peu à peu; la guérison se consolide.

L'élément périodique a montré, dans ce cas, une certaine persistance, malgré l'emploi réitéré des préparations quiniques. C'est ce qu'on observe assez communément quand il est associé intimement à d'autres états morbides qui l'aggravent et le maîtrisent en partie.

Du reste, l'efficacité, d'ailleurs si grande, du quinquina a aussi ses limites. Tous les cas de fièvre rémittente d'une haute gravité ne se terminent pas nécessairement, sous son influence, d'une manière heureuse, soit à cause de la prédominance de la complication ou des conditions fâcheuses offertes par le malade, soit parce que le médecin est appelé trop tard ou bien n'est pas en mesure d'administrer assez à temps les préparations quiniques.

Cette dernière circonstance me paraît avoir puissamment influé sur la mort d'un jeune sapeur du génie, Debaty, âgé de 23 ans, entré le 7 septembre (salle Saint-Lazare, n° 35), décédé le 10 à la suite d'une fièvre rémittente cérébrale, caractérisée par un violent délire ayant lieu la nuit, et une rémission très-marquée dans le jour. Le sulfate de quinine n'a pu être employé que deux jours de suite. Le manque de renseignements suffisants sur les symptômes offerts par le malade avant son entrée à l'hôpital , m'empêche de reproduire cette observation , instructive à plus d'un titre.

FIÈVRES CONTINUES-RÉMITTENTES.

Je passe aux affections fébriles dites *continues*, *continues-rémittentes*, etc., dans lesquelles l'exacerbation, quand elle existe, loin d'être un sujet principal d'indication, n'est qu'un épiphénomène de peu d'importance et ne nécessite pas , comme dans les vraies *rémittentes* , l'administration de l'anti-périodique.

Les plus communes ont été les fièvres gastriques bilieuses, tantôt simples, tantôt associées à d'autres éléments morbides.

Sans vouloir, à l'aide d'hypothèses surannées et stériles, pénétrer à fond dans la nature intime de l'affection gastrique bilieuse , dont l'essence nous échappe , comme du reste celle des divers autres états morbides, on peut dire, si je ne m'abuse, que ce qui la caractérise aux yeux des médecins praticiens , c'est surtout une modification anormale de tout l'organisme, sous l'influence de laquelle la fonction hépatique est troublée, la bile sécrétée en excès, altérée dans sa constitution, plus ou moins résorbée et inapte à remplir son rôle normal ; il en résulte une lésion plus ou moins profonde de l'assimilation, avec fièvre d'une intensité variable et souvent accompagnée d'une viciation dans la sécrétion des follicules muqueux de la tunique gastro-intestinale.

Dans les cas les plus légers, la circulation et la calorification sont peu ou point troublées ; l'affection gastrique bilieuse est apyrétique ou très-légèrement fébrile. Quelques évacuations gastro-intestinales, souvent même une simple modification dans le régime alimentaire, l'ingestion de boissons amères ou acidules suffisent alors pour rétablir assez promptement le bien-être. Ailleurs, au contraire, une fièvre, parfois très-vive, se déclare ;

les symptômes fournis par l'appareil gastro-hépatique sont plus accusés, les troubles sympathiques sont plus nombreux et plus profonds ; la maladie se complique, le péril augmente : une intervention active et judicieuse de l'art devient nécessaire.

Jadis, tout cet appareil phénoménal était arbitrairement imputé à une *gastro-entéro-hépatite*, variable seulement dans le degré. Aujourd'hui, cette exagération a fait son temps, peut-être même réagit-on abusivement contre elle.

Ainsi donc, l'affection gastrique bilieuse peut être apyrétique ou fébrile, légère ou grave, et à des degrés très-divers.

Assez souvent la maladie débute par des horripilations suivies de chaleur qui se reproduisent périodiquement et simulent de vrais accès. Tantôt la fièvre éclate la première et engendre en quelque sorte les phénomènes gastriques ; tantôt ceux-ci préexistent et deviennent, en se prononçant de plus en plus, le foyer ou la cause provocatrice du mouvement fébrile ; d'autres fois, enfin, leur développement paraît être simultané. Le type ordinaire de cette fièvre est le continu-rémittent. Habituellement l'exacerbation a lieu sans frissons précurseurs. « Un caractère bien important de toutes les fièvres bilieuses, dit Grimaud, c'est que le début des accès ou des redoublements se fait constamment le matin, mais un peu plus tard que la première invasion des fièvres phlogistiques[1]. » Assertion erronée dans un sens aussi absolu, vraie en ce que, d'une manière générale, l'exacerbation propre aux affections gastriques bilieuses se produit habituellement, mais non toujours, de dix heures du matin à cinq heures du soir environ ; tandis que dans les affections catarrhales, par exemple, elle est le plus communément vespertine ou nocturne.

Je n'ai pas à tracer ici le tableau des causes, des symptômes, de la marche, des formes, des modes de terminaison et du traitement de cette maladie envisagée d'une manière générale. Je me bornerai à signaler quelques points qui m'ont paru mériter une attention particulière dans la constitution médicale dont j'ai esquissé les principaux traits.

---

[1] Grimaud, *Cours de fièvres*, tom. III, pag. 12.

Notons en premier lieu les vomissements spontanés qui surviennent au début. Ils sont en général éminemment utiles; ils servent parfois de crise à la maladie, ils la font brusquement avorter; d'autres fois, sans être aussi salutaires, ils en atténuent l'intensité et en régularisent la marche. Le praticien qui, méconnaissant leur caractère médicateur, s'efforcerait mal à propos de les combattre, agirait au détriment du malade.

Les évacuations alvines modérées doivent être à leur tour respectées, favorisées même; elles sont le mode de terminaison habituel de la maladie. Il y a pourtant lieu de les arrêter quand, par leur excès, elles tendent à ruiner les forces et proviennent d'une trop vive irritation hépatique et gastro-intestinale.

L'épigastre et la région hépatique offrent assez fréquemment tantôt un certain degré d'éréthisme nerveux, tantôt une irritation phlogistique plus ou moins prononcée. Un traitement préalable est nécessaire avant d'en venir aux évacuants gastro-intestinaux. Dans le premier cas, les délayants, les tempérants, les sédatifs sont de rigueur; dans le second, une application de sangsues à l'épigastre ou à l'anus est souvent nécessaire.

Il n'est pas indifférent d'administrer un évacuant, vomitif ou purgatif. De nos jours encore, trop de médecins n'attachent pas assez d'importance à cette distinction. En règle générale, le vomitif convient beaucoup mieux au début, et le purgatif à la fin. Au commencement, en effet, la turgescence est supérieure ou gastrique; le contraire a lieu plus tard. On agit ainsi conformément au procédé curateur habituel de la nature. La maladie étant parvenue à la période d'état, il est souvent avantageux de combiner le vomitif et le purgatif.

Quand on a manqué de recourir, dans les premiers jours, à l'emploi rationnel des émétiques, on risque souvent de voir se produire une irritation gastro-intestinale consécutive avec flux de ventre interminable. Plusieurs grands praticiens, parmi lesquels il suffit de citer Stoll, Sims et Tissot, ont nettement fait ressortir les fâcheuses conséquences d'une telle pratique.

Faut-il, après avoir émétisé le matin, prescrire, dans tous les cas, un léger narcotique le soir? Sydenham ne manquait jamais à cet usage. Ici encore, pas de règle absolue. Y a-t-il un état spasmodique et douloureux de l'estomac, ou bien un éréthisme nerveux général déterminé ou accru par le remède évacuant, le narcotique sera généralement utile. Il est contre-indiqué en leur absence, surtout lorsque les secousses du vomissement n'ayant pas occasionné de fatigue durable, les phénomènes gastriques bilieux persistent encore à un degré prononcé.

La convalescence s'accompagne habituellement d'une grande débilité. Comment en serait-il autrement? Dans le cours de la maladie, l'appétit était diminué, dépravé ou anéanti, l'assimilation incomplète ou impossible; joignez à cela les effets d'une diète sévère et la faiblesse provenant de l'abondance des évacuations alvines. La fonction digestive doit donc encore être frappée d'atonie pendant la convalescence; c'est le cas de la réveiller en recourant à quelques amers, tels que la *quassia amara*, le columbo, la rhubarbe, le houblon, etc. Dans la prescription des aliments, il faut éviter un double écueil, celui d'une diète trop rigoureuse et d'une alimentation trop substantielle et prématurée. Mieux vaut aller lentement et avec prudence, que s'exposer à des indigestions et à des irritations gastro-intestinales, source trop fréquente de rechutes fâcheuses ou de convalescences sans fin.

La fièvre bilieuse simple n'exige pas, tant s'en faut, l'usage de la phlébotomie. Les anciens accusaient à bon droit les émissions sanguines de favoriser la *dégénérescence bilieuse. Le sang est le frein de la bile*, énergique et pittoresque expression d'Avicenne, qui traduit à merveille la pensée des médecins humoristes. Tissot, dans sa belle description de la fièvre bilieuse de Lausanne, rappelle qu'il fut témoin, à l'hôpital Saint-Éloi de Montpellier, des effets désastreux de la saignée pratiquée à outrance dans les maladies de ce genre, d'après les vues systématiques de Gouraigne et de Fizes. Des deux médecins en chef de cet asile, l'un abusait, dit-il, des émissions sanguines dans les fièvres bilieuses, putrides et malignes, et perdait la plupart de ses malades; l'autre, au contraire, plus âgé et plus sage, émétisait au début et guérissait presque toujours : *Senior alter emesim primo initio adhi-*

bens, omnes fere cito, tuto et jucunde sanabat[1]. Pinel lui-même, qui, à travers le prisme trompeur d'un solidisme beaucoup trop exclusif, ne voit dans les travaux de ses prédécesseurs sur la maladie en question qu'un « rare modèle de confusion et de savante obscurité, une vaine redondance d'explications galéniques, objet dégoûtant de bile, de saburres et de saletés gastriques, » insiste judicieusement sur l'utilité des vomitifs et sur l'erreur regrettable de l'illustre de Haën, qui, réagissant à Vienne avec trop de force contre une exagération de ses collègues, s'obstinait à ne recourir, dans des cas d'affections bilieuses parfaitement caractérisées, qu'aux saignées et aux boissons huileuses[2].

Il n'en est pas moins vrai que, dans les affections gastriques bilieuses, l'association d'un état inflammatoire et même simplement fluxionnaire déterminant une congestion sanguine intense dans un organe important, tel que le cerveau, les méninges, le foie, le poumon, réclame souvent une et même plusieurs émissions sanguines.

C'est ainsi que chez trois militaires vigoureux, arrivés dans les trois ou quatre premiers jours de la maladie, l'administration d'un gramme de poudre d'écorce du Brésil chez les deux premiers, et de dix centigrammes de tartre stibié chez le troisième, précédée d'une saignée du bras de 250 à 300 grammes, a produit vers la fin du mois d'août les meilleurs effets. Ils offraient les symptômes suivants : face animée, céphalalgie, vertiges, tintement d'oreilles, langue blanc–jaunâtre, anorexie complète, coloration jaunâtre des sclérotiques et du pourtour des lèvres, pesanteur épigastrique, constipation dans un cas, diarrhée légère dans les deux autres ; chaleur vive, pouls dur, fréquent chez deux de ces malades, ne donnant que 70 pulsations chez le troisième ; respiration fréquente, pénible ; somnolence ; réponses lentes, difficiles ; urines troubles, jaunâtres ou rougeâtres, etc. Le sang offre un caillot épais, consistant, non recouvert de couenne. Les vomissements sont abondants et donnent lieu à une grande quan-

---

[1] Tissot ; édition de l'*Encyclopédie*, pag. 465.
[2] Pinel ; *Nosographie philosophique*, tom. I, pag. 48 et 84.

tité de liquide biliforme. Trois à cinq évacuations alvines se produisent chez chacun de ces malades. Eh bien! le lendemain ou le surlendemain, ces trois militaires étaient sur pied ; l'un d'entre eux demandait son billet de sortie. Si je ne craignais d'employer une expression dont on a trop abusé, je dirais que, chez eux, la maladie, qui s'annonçait avec un cortège d'assez graves symptômes, a été littéralement jugulée. Les deux ou trois jours suivants, une infusion de chicorée amère additionnée d'un centigramme de tartre stibié sur un litre de tisane, a achevé l'œuvre.

Parmi les observations de fièvres gastriques bilieuses exemptes de complications, il suffira de rapporter la suivante :

Fièvre gastrique bilieuse simple. — Vomitif ; boissons amères et acidules. — Guérison.

Bordes (François), soldat au 4e régiment d'infanterie, âgé de 23 ans, né à Pau (Basses-Pyrénées), arrive de son pays natal, où il avait été envoyé en convalescence, après la guérison d'une diarrhée contractée à St-Girons, au mois d'août 1856 ; les fatigues de son voyage font reparaître la diarrhée pendant quelques jours. Le 4 septembre 1857, il éprouve du malaise, des frissons suivis de chaleur, de la céphalalgie, de l'anorexie, avec amertume de la bouche. Ces symptômes persistant avec la même intensité, il entre à Saint-Éloi (salle Saint-Lazare, no 12), le 9 septembre, présentant l'état suivant :

Céphalalgie frontale ; douleur vague des yeux ; langue recouverte d'un enduit blanc-jaunâtre ; bouche mauvaise ; inappétence ; douleur dans les parties latérales de l'abdomen ; point de selles depuis trois jours ; pouls fréquent.

(Diète le matin ; bouillon le soir ; ipéca 50 centigr.; tartre stibié 5 centigr. dans un verre d'eau en quatre fois.)

Plusieurs selles et vomissements dans la matinée.

10. La langue s'est dépouillée de l'enduit qui la recouvrait ; inappétence ; sentiment de faiblesse dans les jambes.

(Bouillon maigre ; eau rougie ; une tasse infusion de rhubarbe (bis) ; infusion de chicorée amère acidulée 1 litre (bis).) Une selle dans la journée.

11. Le malade n'accuse plus qu'un peu de faiblesse dans les membres inférieurs. Une selle ce matin.

(Soupe ; pruneaux ; demi-quart de vin ; 1 litre limonade.)

12. L'amélioration persiste.

(Même traitement ; demi-quart d'aliments.)

Sorti le 18. — Guérison complète.

Malgré la diarrhée chronique dont ce malade avait été atteint, l'affection gastrique bilieuse a offert peu de gravité et s'est promptement dissipée. Dans ce cas, comme dans plusieurs autres, le mélange d'ipécacuanha et de tartre stibié a utilement agi comme éméto-cathartique. La convalescence n'a offert aucune entrave; l'usage de quelques boissons froides, amères, acidules et légèrement laxatives, a suffi pour compléter et assurer la guérison.

La fièvre gastrique bilieuse est souvent compliquée d'autres états morbides généraux. Elle offre de nombreuses relations non-seulement avec la fièvre inflammatoire qui lui est souvent unie, mais encore avec toutes les autres pyrexies, telles que la catarrhale, la muqueuse, l'ataxique, l'adynamique, la périodique, les fièvres éruptives, etc.; tout autant d'états morbides divers dont l'existence, comme espèces distinctes, ne saurait être récusée en bonne pyrétologie. Tantôt c'est l'état gastrique bilieux qui a une prééminence marquée; tantôt c'est l'inverse. Dans d'autres cas, ils offrent un degré d'intensité analogue, ou bien encore ils prédominent alternativement l'un sur l'autre dans le cours de la maladie. Il n'est même pas rare que plusieurs des phénomènes propres à trois ou quatre fièvres différentes se trouvent réunis sur le même sujet et forment ce qu'on peut appeler un composé pathologique ternaire ou quaternaire, dans lequel chacun des éléments constitutifs devient une source d'indications thérapeutiques spéciales.

Le talent du praticien consiste à bien constater leur existence, leur intensité, à déterminer par un calcul rapide leur prépondérance respective, et à formuler le meilleur système de traitement qui découle de cette appréciation.

La fièvre, tout en impressionnant le système entier, concentre plus ou moins son action sur tel ou tel organe. Ai-je besoin de dire qu'il faut tenir compte, en établissant les indications curatives, de l'intensité et de l'importance de la localisation, aussi bien que de toutes les autres complications générales ou locales qui peuvent surgir? Une des principales gloires de l'École de Montpellier est d'avoir saisi et démontré tous les avantages d'une bonne analyse clinique. Je me suis toujours efforcé de faire une judicieuse application de cette méthode au lit des malades.

Dans quelques cas, notamment chez six militaires, l'état adynamique s'est présenté seul, parfois extrêmement prononcé, avec peu ou point de fièvre et sans localisation quelconque. Un traitement tonique et stimulant principalement composé de bouillons gras, de boissons légèrement amères, de potions chargées de 8 à 12 grammes d'extrait aqueux de quinquina par jour, d'une vingtaine de gouttes de liqueur d'Hoffmann, de 6 à 12 gram. d'acétate d'ammoniaque, et plus tard de potages plus copieux, de viandes rôties, de vin vieux, de frictions stimulantes, etc., a puissamment contribué à amener une prompte guérison.

Dans d'autres cas, l'état adynamique seul ou associé à l'état ataxique, coexistait avec l'élément gastrique bilieux ou avec des phénomènes d'irritation gastro-intestinale. Tantôt ceux-ci, tantôt ceux-là jouaient le plus grand rôle sur la scène morbide ; les observations suivantes en fourniront la preuve.

Un militaire, couché au n° 13 de la salle Saint-Charles, a offert un mouvement fébrile peu intense, s'exaspérant légèrement le soir, et accompagné d'une faiblesse et d'un affaissement excessifs, avec refroidissement constant des pieds et des jambes, malgré l'emploi de divers moyens de nature à les réchauffer. Ce refroidissement a été suivi d'une anesthésie complète de la peau de cette région, qui a duré du 11 au 14 septembre et s'est graduellement dissipée les jours suivants, grâce à un traitement tonique aidé de frictions stimulantes, d'applications chaudes et de topiques irritants.

Fièvre gastrique bilieuse (typhoïde) avec irritation gastro-intestinale et état adynamique. — Lenteur de la convalescence. — Déluyants ; toniques ; légers stimulants. — Guérison.

Tichet (Jean-Baptiste), soldat au 4e de ligne, âgé de 23 ans, né à Fau-de-Peyre (Lozère), d'une complexion faible, éprouve, le 20 août, du malaise avec céphalalgie frontale, inappétence, soif, bouche mauvaise, douleur à l'épigastre, brisement général ; le soir surviennent des frissons suivis de chaleur. Le 25, il entre à Saint-Éloi (salle Saint-Lazare, n° 15) ; on constate l'état suivant : décubitus dorsal, sensation de grande faiblesse, céphalalgie frontale, troubles de la vue, langue large, recouverte d'un enduit blanc-grisâtre; amertume de la bouche, soif vive, épigastre douloureux, constipation, peau chaude et sèche; pouls fréquent et résistant. Le soir, pas de frissons; exacerbation peu marquée.

27. Le malade prétend que rien ne lui fait mal; affaissement; langue rouge au sommet, sale à la base; dents sèches et fuligineuses; peau moite; pouls faible et fréquent. Une selle hier. (Bouillon maigre alterné avec bouillon gras. Eau rougie; limonade froide 1 litre (*bis*).)

28. Même état. Altération des traits; langue sèche; quelques rêvasseries. (Même prescription.)

29. Langue assez humide. (Bouillon maigre alterné avec bouillon gras; diète de vin. Limonade sucrée 1 litre (*bis*).)

51. Amélioration légère. (Même prescription.)

1er septembre. Chaleur de la peau peu marquée; peu de fréquence du pouls, langue humide. (Soupe et pruneaux; eau rougie; limonade.)

2. L'amélioration persiste; envies de manger. (Soupe; pruneaux; limonade; une tasse décoction de quinquina.)

5. La faiblesse est toujours marquée, la langue encore sèche; chaleur de la peau normale; peu de fréquence du pouls. (Demi-quart; demi-quart de vin; limonade (*bis*).)

7. La faiblesse est ce qui domine; le pouls est petit et faible. (Quart; rôti, quart de vin de Saint-George; limonade gommée (*bis*); une tasse décoction de quinquina; frictions sur les membres avec la teinture de quinquina camphrée.)

8, 9, 10 et 11. Il n'y a plus de fièvre, la faiblesse persiste toujours; langue normale. (Quart; rôti; quart vin de Saint-George; limonade gommée (*bis*); potion avec extrait aqueux de quinquina 4 grammes; acétate d'ammoniaque 4 grammes; eau de tilleul 80 grammes; eau de menthe 15 grammes; sirop simple 50 grammes, par cuillerées de deux en deux heures; frictions le long du rachis avec le liniment de Rosen.)

12. Les forces reviennent, le malade va bien. (Demi-quart; rôti; demi-quart vin de Saint-George; limonade gommée (*bis*); une tasse décoction de quinquina (trois fois); frictions matin et soir le long du dos et à la partie interne des cuisses avec teinture de quinquina camphrée.

A partir du 17, il mange la demie, et sort entièrement guéri quelques jours après.

L'état de faiblesse de ce malade, joint aux symptômes d'irritation gastro-intestinale, contre-indiquait l'emploi d'un vomitif. Les phénomènes gastriques bilieux étaient d'ailleurs peu prononcés. Après avoir fait usage pendant quelques jours de boissons froides, acidules et délayantes, il a fallu recourir aux toniques et aux légers stimulants, vu la persistance et l'augmentation croissante de l'état adynamique; sous l'influence de l'écorce de quinquina sous forme de décoction et d'extrait, de l'acétate d'ammoniaque, de frictions excitantes et d'un régime alimentaire de plus en plus tonique, les forces se sont peu à peu relevées et la guérison s'est maintenue.

Fièvre adynamique (typhoïde) avec irritation gastro-intestinale très-marquée. — Émollients et révulsifs, suivis de toniques et de stimulants longtemps continués. — Guérison.

Maillot (Nicolas), soldat au 2ᵉ génie, né à Maxey-sur-Vaise (Meuse), âgé de 22 ans, a eu à Montpellier, vers la fin du mois de juillet dernier, cinq ou six accès de fièvre intermittente dont il fut guéri après quelques jours de traitement à l'hôpital Saint-Éloi. Il en sortit le 3 août et n'éprouva plus d'accès depuis.

Il est pris spontanément de diarrhée dans la matinée du 7 septembre 1857. Quelques heures après, il éprouve des vertiges, qui reviennent à diverses reprises dans la journée. Le lendemain la diarrhée et les vertiges persistent, mais le malade éprouve en même temps de la céphalalgie, de l'anorexie, et une douleur contusive des membres.

Le 8 il entre à Saint-Éloi, salle Saint-Lazare, nº 28, présentant les symptômes suivants : insomnie légère; agitation; vertiges; chaleur de la peau; fréquence du pouls; sécheresse de la langue; soif vive. Huit selles dans journée; coliques. (Diète; eau de riz acidulée.)

9 et 10. Sentiment de grande faiblesse; troubles de la vision : tintement des oreilles; un peu de céphalalgie; sécheresse de la langue; peau chaude; pouls fréquent, très-dépressible; gargouillement dans l'abdomen; cinq à six selles par jour.

(Bouillon; crême de riz; diète de vin; infusion de feuilles d'oranger et de tilleul; cataplasmes sinapisés promenés aux membres inférieurs; onctions sédatives sur l'abdomen.)

11. Mêmes symptômes; épigastre douloureux; selles fréquentes.

(Bouillons; eau légèrement rougie; infusion de mauve et de tilleul; demi-lavement émollient et amidonné (bis); cataplasmes sinapisés aux membres inférieurs.)

12. Stupeur; légère dureté d'ouïe; vertiges; pouls petit, assez fréquent; peau sèche; chaleur vive. La langue tend à s'humecter; météorisme de l'abdomen; persistance de la diarrhée, sub-délirium pendant la nuit.

(Bouillons maigres alternés avec bouillons gras, de trois en trois heures; potion, matin et soir, avec : extrait aqueux de quinquina 4 grammes; acétate d'ammoniaque 4 grammes; eau distillée de fleurs d'oranger 50 grammes; eau de menthe 15 grammes; eau de tilleul 50 grammes; sirop de gomme 40 grammes. Eau de riz gommée et acidulée pour tisane.)

Du 15 au 18, légère amélioration. — (Mêmes prescriptions.)

A dater du 19, le mieux est très-notable. La diarrhée existe à peine; le ballonnement du ventre persiste. (Du 19 au 24, une seule potion par jour, comme les précédentes, avec 6 grammes extrait de quinquina, au lieu de quatre. Potages; vin vieux, etc.)

24. Il existe encore une grande faiblesse qui se dissipe peu à peu les jours suivants. (Quart; rôti; vin vieux; une tasse décoction de quinquina matin et soir.)

Ici, les toniques et les excitants auraient été nuisibles au début, malgré l'adynamie profonde, à cause des symptômes d'irritation gastro-intestinale qui réclamaient les premiers un traitement approprié. L'état adynamique a été ensuite avantageusement attaqué à l'aide des moyens qui réussissent le mieux en pareil cas.

Fièvre (typhoïde) ataxo-adynamique avec irritation abdominale. — Boissons tempérantes; bols camphrés et nitrés; vésicatoires; extrait aqueux de quinquina et acetate d'ammoniaque, etc. — Guérison.

Renault, 22 ans, soldat au 4e de ligne, né à Moutiers (Vienne), entre le 15 août, salle Saint-Charles, no 19, demandant à être proposé pour la réforme, comme atteint de hernie inguinale.

Du 27 août au 1er septembre, inappétence, faiblesse générale; trois ou quatre selles par jour. (Soupes; tisane de riz acidulée.)

1er septembre. Léger mouvement fébrile; un peu de céphalalgie et d'hébétude; langue rouge, tendant à la sécheresse. (Bouillon maigre alterné avec bouillon gras. Eau rougie; un litre matin et soir de limonade gommée; demi-lavement émollient; trois pilules contenant chacune : camphre 0gr05, nitrate de potasse 0gr10.)

2 septembre. Physionomie altérée, un peu de stupeur et de dureté d'ouïe; langue sèche, fendillée; ventre légèrement tendu; gargouillement dans la fosse iliaque droite; un peu de diarrhée; peau chaude, pouls fréquent. (Quatre pilules nitrées et camphrées, au lieu de trois; fomentations émollientes sur l'abdomen; cataplasmes sinapisés aux membres inférieurs. (Bouillon; crèmes de riz; limonade gommée.) Mêmes symptômes le soir.

3 et 4. Même état. (Mêmes prescriptions.)

5. Chaleur vive ; pouls mou et fréquent ; augmentation de la stupeur et de la surdité ; langue rouge et sèche ; abdomen tendu et douloureux ; persistance de la diarrhée ; quelques taches rosées lenticulaires sur le thorax et l'abdomen. (Mêmes prescriptions). Délire pendant la nuit.

6 et 7. Léger délire le jour. La langue tend à s'humecter ; les gencives sont un peu fuligineuses ; le ventre est moins météorisé, la diarrhée est moins forte ; même état fébrile ; pas d'exacerbation bien sensible le soir ; résonnance thoracique normale, râles sonore et sibilant plus prononcés à gauche et en arrière. (Mêmes prescriptions, et, de plus, un vésicatoire camphré à chaque bras.)

8. L'intelligence est plus libre le matin ; la physionomie est meilleure ; le pouls est moins fréquent et moins dépressible ; la chaleur de la peau est moins élevée. (Bouillon maigre alterné avec bouillon gras ; eau rougie ; quatre pilules nitrées et camphrées ; une tasse de décoction de quinquina édulcorée ; deux litres de limonade gommée ; embrocations sédatives sur l'abdomen, matin et soir.)

9. Amélioration sensible ; stupeur beaucoup moins prononcée ; langue humide ; cessation de la diarrhée ; diminution de la fièvre. (Mêmes prescriptions).

Du 10 au 15, le mieux persiste et s'accroît de jour en jour ; il y a néanmoins encore beaucoup de faiblesse, un peu de stupeur, de dureté d'ouïe et de toux. (Bouillon maigre alterné avec bouillon gras de trois en trois heures ; eau rougie ; quatre pilules nitrées et camphrées ; potion avec : extrait aqueux de quinquina 4 grammes, acétate d'ammoniaque 4 gram., sirop de gomme 30 gram., eau de mélisse 90 gram., eau de fleurs d'oranger 10 gram., par cuillerées de deux en deux heures.)

Du 15 au 29, les forces se rétablissent peu à peu ; l'alimentation est augmentée ; la guérison est complète à partir du 29.

Dans ce cas, les organes de la tête, de la poitrine et de l'abdomen ont été à peu près également intéressés, et le traitement employé a produit les meilleurs résultats. D'autres observations nous ont montré l'utilité incontestable des bols camphrés et nitrés contre l'état ataxique, et de l'extrait de quinquina associé à l'acétate d'ammoniaque contre les phénomènes d'adynamie profonde ; mais ces faits sont trop connus pour qu'il soit nécessaire d'en rapporter de nouveaux exemples.

Chez d'autres malades qui offraient à un bien plus haut degré d'intensité l'appareil des phénomènes ataxo-adynamiques, les préparations médicamenteuses ci-dessus ont été administrées à des doses deux et même trois fois plus fortes. La confection d'hyacinthe, produit galénique un peu trop dédaigné de nos jours à cause de la vétusté et de la complication de sa formule, m'a même rendu quelques services.

Dans les observations suivantes, la terminaison a été mortelle. En voici le résumé :

Fièvre (typhoïde) précédée d'affection catarrhale bronchique.—Mort le vingt-et-unième jour.—Altération profonde des follicules isolés de l'iléon et des plaques de Peyer.

Claret, serrurier, 22 ans, né à Collonges (États Sardes), d'un tempérament lymphatique et d'une assez bonne constitution, entre le 8 septembre, salle Saint-Vincent, n° 10. Il offre depuis neuf jours les symptômes d'une affection catarrhale bronchique, avec céphalalgie et léger mouvement fébrile. (Du 9 au 14, bouillons, lait, tisane pectorale chaude; emplâtre de poix de Bourgogne saupoudré de tartre stibié, à la partie postérieure du thorax ; cataplasmes sinapisés aux membres inférieurs.)

14. La nuit précédente a été un peu agitée; il y a eu deux selles ; toux modérée; râles muqueux et sibilant à la partie postérieure du thorax. Coliques. Léger mouvement fébrile. (Bouillons alternés avec crèmes de riz. Eau de riz gommée pour tisane, 2 litres. Cataplasme émollient et laudanisé sur l'abdomen, renouvelé toutes les quatre heures.

15. Cinq selles depuis hier. Pouls fréquent, très-dépressible; chaleur assez vive; céphalalgie, dureté d'ouïe, air hébété. Ventre tendu; gargouillement dans la fosse iliaque droite ; langue assez humide. (Bouillon gras ; purée aux lentilles; eau de riz gommée; potion avec eau de mélisse 80 grammes, eau distillée de menthe et de fleurs d'oranger ââ 15 grammes, liqueur d'Hoffmann 15 gouttes, extrait aqueux de quinquina 4 grammes, sirop simple 50 grammes, à prendre par cuillerées de deux en deux heures. Cataplasme émollient sur le ventre.) Le soir, pouls fréquent, petit, dépressible, offrant quelques intermittences; chaleur vive; céphalalgie. La langue tend à se sécher. Quatre selles. Délire pendant toute la nuit.

16. Même état à peu près que la veille. Respiration assez facile ; râles sonore et sibilant dans divers points du thorax; quelques taches rosées sur l'abdomen. (Mêmes prescriptions, et, de plus, un vésicatoire camphré aux mollets.)

Les symptômes ataxo-adynamiques s'aggravent de plus en plus les deux jours suivants, et le malade succombe dans la matinée du 19, vingt et unième jour de l'invasion de la maladie.

Voici le résumé de l'autopsie cadavérique tel qu'il m'a été remis par M. le docteur Alfred Estor, remplissant alors les fonctions d'interne avec autant d'intelligence que de dévouement :

L'encéphale n'offre rien de particulier, si ce n'est un peu d'injection dans les méninges.

Dans la poitrine, on ne remarque que de l'engouement à la base des deux poumons.

Les altérations les plus importantes ont leur siége dans l'abdomen et surtout dans l'intestin grêle. Dans toute la seconde moitié de cet intestin, les follicules présentent une coloration violacée et un certain gonflement. Un grand nombre de plaques de Peyer sont légèrement tuméfiées ; leur surface est irrégulière et mamelonnée. Mais le fait le plus saillant est la présence d'ulcérations nombreuses et considérables. Quelques-unes, moins étendues, siégent sur les follicules isolés de Brunner ; la plupart ont succédé à la destruction des plaques de Peyer ; certaines ont de 4 à 5 centimètres dans leur plus grand diamètre.

Le gros intestin ne présente que deux ulcérations assez légères.

Les ganglions mésentériques sont engorgés. La rate est peu volumineuse. Les autres organes n'offrent rien à noter.

Fièvre (typhoïde) précédée et accompagnée d'irritation abdominale; symptômes ataxo-adynamiques et putrides très-prononcés. — Mort le vingt-cinquième jour. — Altérations profondes des plaques de Peyer.

Le Léon, fusilier au 4e de ligne, âgé de 22 ans, d'un embonpoint assez développé, entré le 13 août, salle Saint-Charles, n° 2, vient d'Aniane où il était en garnison depuis six mois[1].

Du 15 au 24 août, il offre, dans le service de M. le professeur Dupré, un léger mouvement fébrile avec phénomènes d'irritation gastro-intestinale et d'état gastrique bilieux. (Du 15 au 17 août, bouillon coupé ; limonade. Le 17, une bouteille d'eau de Sedlitz. Du 18 au 20, bouillon ; eau vineuse ; décoction blanche de Sydenham. Du 20 au 23, bouillon coupé ; eau vineuse ; tisane d'orge gommée.)

A partir du 20, la physionomie s'altère ; il y a du délire la nuit, un peu de surdité et d'hébétude.

23. Légère stupeur, diminution de la vue, vertiges, bourdonnement d'oreilles, surdité plus grande ; délire, la nuit précédente ; chaleur vive,

[1] Cette observation, comme la suivante, a été recueillie et rédigée avec soin par M. Caisso ; je me borne à en reproduire les traits principaux.

pouls fréquent, mou ; le malade dit n'avoir point de mal ; tension de l'abdomen ; quelques taches rosées, un peu de diarrhée ; langue un peu sèche. M. Girbal prescrit : bouillon coupé, eau vineuse, 2 litres de limonade gommée ; cataplasmes sinapisés aux membres inférieurs pendant la nuit.

Du 24 août au 5 septembre, jour du décès, vingt-cinquième jour de la maladie, les symptômes s'aggravent de plus en plus. Les traits sont profondément altérés ; la stupeur est excessive, la surdité presque complète. Le délire est léger dans le jour et un peu plus intense la nuit. La langue est sèche, fendillée, recouverte ainsi que les lèvres d'un enduit noirâtre ; les narines deviennent de plus en plus pulvérulentes ; la peau est terreuse et d'une chaleur âcre ; le pouls est extrêmement petit et fréquent. La respiration est fréquente et anxieuse ; des râles sibilant et ronflant se font entendre sur divers points du thorax ; l'abdomen se météorise de plus en plus ; les selles sont fréquentes, fétides, involontaires, parfois sanguinolentes et puriformes. Des pétéchies s'observent sur divers points du corps ; tremblement des lèvres, soubresauts des tendons ; affaissement excessif. (Bouillon ; vin vieux chaud et sucré, par cuillerées ; décoction blanche de Sydenham ou bien limonade cuite gommée pour tisane ; potions avec l'extrait de quinquina, l'acétate d'ammoniaque, la confection d'hyacinthe ; émulsions camphrées ; vésicatoires camphrés aux bras ; frictions avec teinture de quinquina camphrée sur les membres ; quarts de lavement avec décoction de ratanhia amidonnée, etc.)

Nécropsie. — Rien de particulier dans l'encéphale et ses enveloppes.

Les poumons sont fortement engoués dans leur moitié inférieure. Rien de particulier dans le cœur.

Les intestins sont fortement distendus par des gaz. A l'extérieur on voit des taches bleuâtres correspondant aux altérations des plaques de l'iléon. La première moitié de l'intestin grêle n'offre qu'un peu d'injection ; dans la deuxième, on voit de nombreuses ulcérations elliptiques ou circulaires et de dimensions variées : les unes sont entourées d'une aréole noirâtre frappée de gangrène ; d'autres renferment une matière ocreuse. Dans quelques-unes, le fond de l'ulcération n'est formé que par le péritoine. Le gros intestin est parsemé d'ulcérations de profondeur et de dimensions variables.

L'estomac et le foie n'offrent rien à noter. La rate est un peu plus volumineuse ; son tissu conserve sa densité normale. Les ganglions du mésentère sont engorgés.

Fièvre (typhoïde); symptômes ataxo-adynamiques et putrides très-prononcés. — Mort le vingt-sixième jour. — Absence d'altérations des follicules de Brunner et des plaques de Peyer. Nombreuses ulcérations dans le gros intestin, etc.

Rose Belot, âgée de 20 ans, née à Auzermont (Lozère), cuisinière à Montpellier depuis un mois, douée d'une bonne constitution et d'un tempérament lymphatique, entre à l'hôpital le 14 août, salle Sainte-Marie, n° 7, dans le service de M. Dupré.

Du 14 au 23, elle offre les symptômes suivants : fièvre assez intense; affaissement; altération de la physionomie; tintement et bourdonnement d'oreilles; rougeur lie de vin des pommettes; langue rouge et sèche à la pointe, sale à la base; abdomen tendu, douloureux; légère diarrhée; sub-delirium dans la nuit, etc. (Bouillon; tisane d'orge gommée; cataplasmes émollients sur le ventre; cataplasmes sinapisés aux membres inférieurs; vésicatoire camphré aux bras; quarts de lavement émollients et amidonnés.)

Le 23, dix-huitième jour de la maladie, M. Girbal la trouve dans l'état suivant : agitation, délire violent. La malade veut se lever. Regard un peu hébété. Langue sèche, recouverte de mucosités brunâtres, ainsi que les lèvres; peau chaude; pouls petit, mou, très-fréquent; respiration gênée, abdominale. La moindre pression sur le ventre fait crier la malade; il est un peu tendu, ballonné et couvert de quelques taches rosées pâles; on produit, à l'aide d'une légère pression avec la paume de la main, du gargouillement dans les deux fosses iliaques. (Bouillon; crème de riz; diète de vin; 1 litre de limonade gommée (bis); demi-lavement émollient (bis); frictions sur le ventre avec baume tranquille camphré). Même état le soir. Quatre selles liquides et sanguinolentes dans la journée. Délire pendant la nuit. (Cataplasmes chauds et vinaigrés sur les jambes.)

24. Stupeur profonde, somnolence, immobilité des traits de la face; réponses lentes, difficiles. Même état de la langue et des lèvres. Chaleur vive, pouls petit, fréquent. Même état de l'abdomen. (Bouillon maigre alterné avec bouillon gras; 1 litre de limonade fraîche coupée avec un tiers d'eau de Seltz matin et soir; onctions sur l'abdomen avec baume tranquille camphré; cataplasmes sinapisés aux membres inférieurs.) Même état le soir; affaissement excessif. Persistance de la diarrhée sanguinolente.

Les jours suivants, les symptômes ci-dessus s'aggravent de plus en plus. Coma, prostration très-grande; langue et lèvres fuligineuses; Exsudation grisâtre sur divers points de la muqueuse buccale; déglutition difficile, chaleur sèche, aridité de la peau, pouls très-petit et très-fréquent; narines pulvérulentes, respiration gênée. Ventre météorisé; 4 à 6 selles liquides par jour. Le délire alterne avec le coma et quel-

ques instants de lucidité. La plaie du vésicatoire du bras droit a une
teinte grisâtre et une odeur de sphacèle ; une escarre étendue se montre
dans la région du sacrum. Soubresauts tendineux ; adynamie de plus
en plus prononcée. (Mêmes prescriptions et, de plus, potions avec
extrait de quinquina, confection d'hyacinthe, acétate d'ammoniaque,
liqueur d'Hoffmann ; loochs camphrés et nitrés ; collutoires astringents
et détersifs ; lavage du vésicatoire et de l'escarre du sacrum avec une
forte décoction de quinquina ; pansement avec cérat camphré ; décoction
blanche de Sydenham édulcorée avec sirop de coings, pour tisane ;
quelques cuillerées de vin de Saint-George chaud, sucré et aromatisé
avec de la cannelle.)

La malade succombe le 2 août, vingt-sixième jour, avant la visite
du matin.

Voici les détails de la nécropsie, d'après une note rédigée par M. le
docteur Estor :

L'encéphale n'offre rien de particulier.

Les organes thoraciques ont été le siége de congestion plus ou moin
intense. Les poumons présentent une coloration foncée, presque noire,
surtout du côté droit, côté sur lequel la malade reposait le plus habituellement ; ces organes crépitent cependant dans toute leur étendue,
et surnagent. Le cœur ne présente rien à noter à l'extérieur, mais ses
cavités offrent une coloration lie de vin assez intense, qui résiste au
lavage. Toute la membrane interne du cœur offre la même teinte, que
l'on retrouve sur les valvules et leurs dépendances.

Parmi les organes de la digestion, l'estomac est sain ; l'intestin grêle
ne présente, dans toute son étendue, que de légers points ecchymotiques,
et des traces d'injections légères. Les plaques de Peyer et les follicules
de Brunner sont à l'état normal. Mais il n'en est pas de même du gros
intestin ; immédiatement après la valvule iléo-cœcale, commencent des
ulcérations qui vont sans cesse en augmentant dans toutes les dimensions
à mesure qu'on se rapproche du rectum ; c'est ce dernier intestin qui
en offre les plus considérables. Quelques-unes forment des plaques de 7
à 8 centimètres de diamètre. Leur profondeur est variable ; il en est qui
semblent n'avoir respecté que la tunique péritonéale. L'une d'entre elles
avait comuniqué le travail morbide, par continuité de tissus, à la partie de
la face postérieure de l'ovaire droit, avec lequel elle se trouvait en rapport.

Les ganglions mésentériques sont la plupart plus volumineux qu'à
l'état normal ; ils présentent, en outre, une coloration noire qui indique
qu'ils sont profondément altérés.

La rate est petite, et n'offre rien à noter quant à sa couleur et sa
consistance.

Le foie et les autres organes sont sains.

Cette question de la fièvre typhoïde soulève de nombreux et importants problèmes de nosologie. Je ne toucherai pour le moment qu'aux deux suivants : 1° à la fusion de toutes les fièvres de notre climat en une seule ; 2° au rôle des altérations intestinales dans cette fièvre.

La dénomination de fièvre *typhoïde* est renouvelée d'Hippocrate, qui parle à plusieurs reprises de pyrexies *typhodes*, ainsi appelées à cause de la *stupeur*, qui est un de leurs principaux symptômes. Elle a été employée en France, pour la première fois, par M. Louis, en 1829, et depuis lors le mot a fait fortune. Quelques-uns, à l'exemple de M. Gaultier de Claubry, ont considéré cette maladie comme *identique* avec le *typhus des camps*, affection de nature putride, spécifique, à la fois infectieuse et contagieuse ; d'autres se sont bornés à faire ressortir leurs *analogies*.

Sauf quelques nuances, MM. Louis, Chomel, Forget, Andral, Grisolle, etc., s'accordent à réduire toutes les pyrexies continues non éruptives de nos contrées à une seule, la fièvre typhoïde, qui les représente et les résume toutes. Broussais avait déjà proclamé cette fusion sous le nom de *gastro entérite*, et M. Bretonneau, sous celui de *dothinentérie*.

Le principal mérite de M. Louis consiste à avoir mieux décrit et mieux localisé dans les follicules de l'iléon, l'altération spéciale qu'il considère comme le siége et le point de départ de la maladie. Ajoutons que M. Grisolle et plusieurs autres médecins font grâce à la fièvre éphémère simple et à l'inflammatoire, qu'ils consentent à conserver comme espèces distinctes de la typhoïde. Quant aux autres unités pyrétologiques généralement admises par les anciens, maintenues par Selle et par Pinel, elles sont à leurs yeux des créations imaginaires, des évolutions naturelles d'une seule et même maladie. « Les maladies décrites par les auteurs, dit Chomel, celles dont nous avons nous-même tracé l'histoire dans notre *Traité des fièvres*, sous le nom de fièvres continues graves, quelle que soit la forme sous laquelle elles se montrent, inflammatoire, bilieuse, muqueuse, adynamique, ataxique, lente nerveuse, ne sont toutes que des variétés d'une même affection...

En effet, quelque dissemblables qu'elles puissent paraître dans leurs symptômes, elles offrent cependant des caractères communs qui ne permettent pas d'en faire des affections différentes, et sont spécialisées entre elles par une série de lésions anatomiques qu'on ne rencontre dans aucune autre maladie, et qui se montrent *à peu près* constamment dans celle qui nous occupe, quelle que soit la forme qu'elle ait présentée. » Et plus loin : « La transformation si souvent observée des symptômes inflammatoires ou bilieux en adynamiques ou en ataxiques ; l'existence simultanée, chez le même sujet, des symptômes appartenant à plusieurs ordres des fièvres de Pinel, sont dès-lors aussi faciles à concevoir qu'elles étaient précédemment inexplicables [1]. »

Broussais avait déjà dit dans son langage métaphorique : « On observe très-souvent que la fièvre dite inflammatoire ouvre la scène, que la bilieuse prolonge l'action, et que l'adynamique ou putride n'est autre chose que le dénouement de la tragédie [2]. »

Que d'erreurs accumulées dans ces lignes ! Commençons par reconnaître que la partie thérapeutique du livre du professeur Chomel est bien supérieure à celle du Traité de M. Louis. Ce qu'il appelle les différentes *formes* ou *variétés* de la fièvre typhoïde devient la source de traitements distincts et même opposés. Au lit du malade, la lésion anatomo-pathologique occupe moins de place dans son esprit que dans son livre. En définitive, cet illustre praticien attache une telle importance à ces différentes *formes* inflammatoire, bilieuse, ataxique, adynamique, etc., qu'on se demande s'il n'eût pas mieux fait, pour être plus conséquent avec lui-même, de se ranger du côté des anciens et de voir des différences de *nature* là où il n'admet que de simples *formes* ou *variétés* d'une même unité morbide. La fusion qu'il accepte est plutôt anatomo-pathologique et nominale que réellement clinique ; elle repose sur l'identité de la lésion des follicules isolés et agminés de l'iléon et des ganglions du mésentère. Or, Chomel déclare cette lésion *à peu près* constante. L'élasticité d'un

---

[1] Chomel ; *Leçons sur la fièvre typhoïde*, 1834, pages 1 et 2.
[2] Broussais ; *Examen des doct. méd.*, tom. II, pag. 452.

à peu près est ici bien commode. Il serait bien permis d'opposer à ce langage de 1829 celui du même auteur en 1821, lorsque, réagissant contre la gastro-entérite de Broussais, il déclarait formellement *avoir eu depuis douze ans, dans l'hôpital où l'anatomie pathologique a été le mieux étudiée, d'assez nombreuses occasions d'ouvrir des sujets ayant succombé à des fièvres, chez lesquels il n'existait aucune altération appréciable dans le tissu des organes*[1] ; mais cet argument est inutile. Chomel concluait avec raison à cette époque l'existence de fièvres graves indépendantes de l'altération des follicules de Brunner et des plaques de Peyer. Plus tard, en 1834, il plaça le siége de la maladie dans une altération particulière et *insaisissable* du sang, ayant pour symptômes secondaires la lésion des follicules intestinaux[2]. Que cette altération hypothétique du sang existe, je ne le conteste pas ; mais pour être autorisé à l'admettre, il faut en fournir la preuve et non la déclarer *insaisissable*. Tout ce que nous ont appris les travaux de MM. Andral et Gavarret sur ce point d'hématologie, c'est que, dans les fièvres graves, la fibrine, au lieu d'augmenter comme dans les phlegmasies fébriles, tend plutôt à diminuer. C'est là un des effets et non la cause des pyrexies. Comprend-on, enfin, sur quelles données il est permis de proclamer qu'en réduisant toutes les pyrexies à une seule et même unité, on *conçoit facilement* la *transformation* des symptômes inflammatoires ou bilieux en adynamiques ou ataxiques, ainsi que l'existence simultanée des symptômes appartenant à plusieurs ordres des fièvres de Pinel, *transformation* et *coexistence précédemment inexplicables*? En admettant plusieurs espèces de fièvres, a-t-on jamais dit qu'elles dussent rester toujours isolées ? Leur association à des degrés divers n'a-t-elle pas toujours été reconnue et admise? La complication des états morbides n'est-elle pas une des lois de la pathologie?

Non-seulement la gastro-entérite, mais presque toutes les maladies parvenues à leur *summum*, sont susceptibles de se com-

---

[1] Chomel; *Des fièvres*, 1821, pag. 10.
[2] Chomel; *Leçons de clinique médicale*, tom. I, FIÈVRE TYPHOÏDE.

pliquer d'un appareil de phénomènes ataxo-adynamiques. Est-ce une raison pour croire avec Broussais que l'état adynamique ou putride est toujours le symptôme d'une même lésion locale, et pour affirmer qu'il ne saurait jamais se produire d'emblée, en l'absence de toute altération appréciable qui puisse en expliquer l'apparition et l'intensité?

« Les lésions qui caractérisent l'affection typhoïde, dit M. Louis, ont lieu dans tous les cas de cette maladie; elles en sont insépa- rables, se développent dans un ordre plus régulier, plus constam- ment le même que les lésions qui caractérisent anatomiquement les autres affections inflammatoires, sans en excepter la pneumonie, l'érysipèle de face, etc. [1] »

M. Louis n'a pourtant pas toujours rencontré l'altération ana- tomique réputée constante. Les observations 40, 41 et 42 de son livre le prouvent. Dalmas, Martinet, MM. Bouillaud, An- dral et d'autres médecins, ne tardèrent pas à signaler d'autres faits de ce genre. M. Louis, ne pouvant les nier, les regarda comme tout à fait exceptionnels et en dehors de l'affection ty- phoïde; en sorte que ces cas, infiniment rares selon lui, repré- senteraient le seul état morbide qu'on pût appeler, jusqu'à plus ample informé, *fièvre essentielle grave*. L'altération même légère d'une ou deux plaques elliptiques seulement suffit à la théorie de M. Louis; il trouve dans cette constatation l'explication des phénomènes propres à l'affection typhoïde, cette synthèse de toutes nos fièvres. A Montpellier, on est beaucoup plus exigeant.

Depuis lors, une masse d'observations authentiques faites sur une vaste échelle sont venues donner un démenti éclatant à la croyance aux altérations intestinales, soit comme point de dé- part, soit comme symptôme constant des pyrexies de mauvais caractère. Il suffit de signaler les nombreuses nécropsies prati- quées à Brest, à Toulon, à Constantinople, en Crimée, etc., dans des cas de typhus. En Angleterre et aux États-Unis, les follicules de Brunner et les glandes de Peyer n'ont souvent pré-

---

[1] Louis; *Recherches anatomiques, pathologiques et thérapeutiques sur la maladie connue sous les noms de fièvre typhoïde*, etc. Paris, 1841, pag. 512.

senté aucune altération dans la maladie connue sous le nom de *typhus fever*. J'en dirai autant du *typhus des Flandres* et de quelques autres épidémies de fièvres typhoïdes qui ont sévi en France. Quand cette altération existe, il n'y a souvent pas de rapport entre son intensité et celle des phénomènes morbides ; elle fait surtout défaut quand le malade succombe dans les premiers jours de la fièvre, ce qui prouve encore une fois qu'elle est l'effet contingent et non la cause de cet état morbide.

Dans la troisième des observations ci-dessus, nous nous attendions à trouver à l'autopsie, comme dans les deux précédentes, des altérations diverses dans les follicules isolés et agminés de l'iléon. Il n'en a été rien ; le gros intestin offrait, en revanche, des ulcérations nombreuses et étendues.

Les affections catarrhale, inflammatoire, gastrique bilieuse, ataxique, adynamique, putride, etc., doivent être conservées comme autant d'espèces morbides essentielles et distinctes. Tout le prouve : leurs causes, leurs symptômes, leur évolution, leurs modes de terminaison, leur traitement. Elles se montrent tantôt isolées, tantôt associées. L'état adynamique, par exemple, accompagne très-souvent, mais non absolument toujours, l'ataxique. Par cela seul qu'une fièvre gastrique bilieuse ou catarrhale présente quelques phénomènes ataxiques ou adynamiques, est-ce une raison pour en faire une fièvre typhoïde ? Ai-je besoin de rappeler encore que plusieurs fièvres de ce genre *non typhoïdes* peuvent amener la mort, sans offrir l'altération folliculaire dite caractéristique de toutes les fièvres !

M. Grisolle[1] nie, à Paris, l'existence de la fièvre bilieuse, qu'il admet comme entité morbide dans les régions inter-tropicales. Il est probable que si ce médecin avait observé à Montpellier ou en Algérie les maladies de l'été, il n'en contesterait pas l'existence. Quant à l'affection fébrile d'origine catarrhale, il ne la mentionne même pas. Il ne se dissimule pas néanmoins qu'on rencontre très-fréquemment dans la pratique des états fébriles

---

[1] Grisolle ; *Traité élémentaire et pratique de pathologie interne*, pag. 15, 6e édit. Paris, 1855.

qu'il serait absolument impossible de classer dans l'une des trois espèces qu'il admet. Comment se fait-il qu'après un tel aveu, le professeur de Paris se borne à ranger en trois groupes (la fièvre éphémère, l'inflammatoire et la typhoïde), les divers états morbides qui composent la pyrétologie? Ne faut-il pas, pour se conformer aux enseignements de l'observation clinique, placer dans un cadre à part la fièvre catarrhale simple et compliquée : catarrhale-gastrique, catarrhale-inflammatoire, catarrhale-ataxique, etc.? J'en dirais autant de la fièvre puerpérale et d'autres pyrexies.

Vouloir transformer toutes les fièvres de nos contrées en une seule, la maladie typhoïde, qui, comme on le disait au début, n'attaquerait qu'une seule fois et à un âge déterminé le même individu, n'est-ce pas opérer, sous le prétexte d'une simplification impossible, la confusion la plus déplorable !

On a donné une extension beaucoup trop grande à la *fièvre typhoïde* ; il importe de la restreindre, tout en lui accordant une place considérable en pyrétologie. Conformément à son acception étymologique, ce mot devrait être réservé pour désigner et caractériser un état fébrile spécial, qui serait au *typhus* ce que la *varioloïde* est à la *variole*, engendré comme le typhus par une intoxication miasmatique particulière et se manifestant habituellement sous le mode ataxo-adynamique ou putride. Ainsi comprise, la fièvre typhoïde n'englobe pas les autres fièvres ; elle les cotoie, tout en étant susceptible de se compliquer fréquemment des éléments inflammatoire, catarrhal, périodique, etc.

Est-ce à dire qu'il ne faille pas tenir compte des altérations abdominales qui accompagnent si communément cet état morbide? Il serait aussi fâcheux de les passer sous silence que de leur accorder un rôle exclusif[1]. Dans maintes circonstances l'altération profonde des plaques de Peyer, leur ulcération, leur gan-

---

[1] Dans ma thèse pour le Doctorat, basée sur un grand nombre de nécropsies, et soutenue à Montpellier en 1851, je me suis efforcé d'apprécier le rôle de ces altérations. (Étude anatomo-pathologique sur les fièvres graves dites typhoïdes, observées à l'Hôtel-Dieu Saint-Éloi de Montpellier, depuis le 1er avril 1849 jusqu'au 15 juillet 1851).

grène, deviennent non seulement une source importante d'indications thérapeutiques, mais aussi une cause incessante d'infection
putride, c'est-à-dire une porte ouverte à la résorption de matières
bilieuses, purulentes, de détritus sanieux et septiques pouvant
ainsi pénétrer dans le torrent circulatoire, entretenir et aggraver
l'intensité du mal.

La coexistence des altérations intestinales avec les fièvres dites
malignes, muqueuses graves, putrides, etc., avait été entrevue
et signalée par une foule d'auteurs anciens, il serait facile de le
prouver; mais cette démonstration historique serait ici déplacée.

Dans l'institution du traitement, il faut non-seulement tenir
compte des scènes d'irritation ou de phlegmasie qui se passent
dans l'abdomen, ainsi que des déterminations fluxionnaires dont
les autres organes principaux peuvent être le terme; mais aussi et
avant tout de l'altération profonde du système entier, désignée
sous les noms d'*ataxie, adynamie, putridité, malignité*, etc., et
des diverses complications dont la maladie peut être l'objet. A
cette condition seulement, la thérapeutique sera aussi rationnelle
et aussi efficace que possible. Malheureusement, la puissance de
l'art est bornée, et l'organisme, sous le poids de ce cruel état
morbide, ne répond pas souvent ou répond mal aux provocations
médicamenteuses les mieux indiquées.

DYSENTERIES.

Il est peu de maladies dont le diagnostic nominal soit auss
facile que celui de la dysenterie; mais on est loin de s'entendre
quand il s'agit d'approfondir la notion de sa nature, de ses indications thérapeutiques, et d'apprécier le rôle et l'importance
clinique des divers états généraux qui l'accompagnent et l'influencent si communément.

L'École physiologique ne voyait dans cette maladie qu'une
inflammation pure et simple du gros intestin, susceptible d'amener une fièvre symptomatique ou réactive. Une étude plus complète des circonstances étiologiques, des symptômes généraux et
locaux, l'inefficacité et les dangers du traitement antiphlogistique,

dans la majorité des cas, n'ont pas peu contribué à mettre à nu le vice de cette théorie ; aussi les disciples immédiats de Broussais se bornent-ils à soutenir aujourd'hui que la dysenterie est une inflammation *spéciale* ou *spécifique*.

Plusieurs auteurs , avec Cullen, la considèrent comme une névrose intestinale. Conception défectueuse , en ce que la douleur et le spasme constituent bien , il est vrai, un des éléments de la dysenterie, mais ne représentent pas la totalité de ses phénomènes.

D'autres , à l'exemple de Stoll , insistent sur ses affinités avec le rhumatisme , ou bien, comme Sydenham et Zimmermann, attachent la plus haute importance à la détermination de la nature de la fièvre dysentérique (catarrhale, bilieuse, ataxique, adynamique , putride , rémittente paludéenne, etc.), à laquelle ils subordonnent les phénomènes locaux.

M. Haspel , médecin militaire distingué, qui, pendant plusieurs années , a observé la dysenterie en Afrique, voit en elle *une affection générale produite par un empoisonnement miasmatique provoquant des réactions vitales, particulièrement dans l'appareil digestif, une congestion, une inflammation du gros intestin* [1]. La source de cette intoxication miasmatique serait dans les émanations marécageuses ; aussi M. Haspel n'hésite-t-il pas à assimiler, au point de vue étiologique , la dysenterie à la fièvre intermittente et rémittente paludéenne. Cette hypothèse est en contradiction avec les données d'une observation plus générale, ce qui ne veut pas dire que l'action marécageuse ne puisse jouer, dans certains cas, un rôle important dans la pathogénie de la dysenterie.

Je passe sous silence d'autres points de vue systématiques également erronés ou trop circonscrits pour embrasser tous les divers cas, et je me borne à exposer en quelques mots l'idée que je me fais de cet état morbide, tel que l'offre une observation plus attentive et plus complète.

Ainsi envisagée sous tous ses aspects, la dysenterie se montre

[1] Haspel ; *Maladies de l'Algérie*, 1852, tom. II, pag. 8.

comme une affection morbide spéciale, ayant un caractère nosologique distinct, au même titre que le rhumatisme, la coque-
luche, etc., susceptible de divers degrés de gravité, tantôt isolée,
plus souvent associée aux éléments pathologiques propres aux
constitutions médicales régnantes, avec lesquels elle a une affi-
nité très-marquée et qui lui donnent une physionomie propre.
Les lésions intestinales qu'elle présente sont loin de fournir l'explication de tous les phénomènes morbides qui la caractérisent,
mais elles méritent la plus sérieuse attention. Ces lésions, d'une
intensité variable, peuvent être considérées comme provenant
d'une combinaison intime de fluxion et de spasme dont le gros
intestin est le théâtre. Tantôt l'état fluxionnaire détermine seulement une congestion sanguine de la muqueuse, accompagnée
d'hémorrhagie et de sécrétion plus ou moins viciée des follicules
muqueux, tantôt elle aboutit jusqu'à l'inflammation, l'ulcération
et la gangrène. Des pseudo-membranes se rencontrent souvent
sur divers points de la muqueuse simplement congestionnée ou
sur les ulcérations dont elle est recouverte. L'état spasmodique
varie également quant à son intensité et à sa généralisation.

Cette décomposition de la dysenterie en ses principaux actes
morbides constitutifs n'est pas une opération mentale purement
spéculative ; elle est féconde en indications curatives distinctes.
Tantôt c'est la fluxion et la congestion sanguines, tantôt la
constriction spasmodique, la douleur, l'inflammation et l'ulcération locales, la modification sécrétoire, qui réclament le plus et
à des degrés différents l'intervention de l'art. Mais ce n'est pas
tout : le thérapeutiste doit placer aussi au premier rang les
divers états généraux qui dominent et aggravent très-fréquemment les phénomènes dysentériques. Il suffit souvent de combattre à l'aide des moyens ordinaires les états bilieux, catarrhal,
ataxique, périodique, inflammatoire, adynamique, etc., qui accompagnent et enveloppent la dysenterie, pour voir celle-ci dis-
paraître en quelque sorte d'elle-même. Tous les grands épidé-
miographes ont proclamé cette vérité ; aussi ont-ils fait tous leurs
efforts pour bien saisir les vrais caractères de la fièvre dysentérique et en déduire le meilleur système de traitement.

On se rappelle que l'affection gastrique-bilieuse dominait la constitution médicale dont j'ébauche les principaux traits. Les nombreux cas de dysenterie qui se sont offerts portaient le cachet de la maladie régnante. Il est inutile de reproduire ici les principaux d'entre eux ; je me bornerai aux suivants, qui comportent des considérations cliniques de divers ordres.

Dysenterie aiguë ; état saburral et bilieux. — Émollients ; ipécacuanha à dose vomitive ; potions avec ipéca et laudanum, etc. — Guérison rapide.

Septfons, âgé de 20 ans, garçon de café en ville, d'une constitution assez faible et d'un tempérament lymphatique, souffrait un peu de la tête depuis trois ou quatre jours, lorsque le 5 septembre, en se levant du lit, il ressentit d'assez fortes coliques bientôt suivies de ténesme et de légères évacuations mucoso-sanguinolentes très-douloureuses. (Repos au lit ; tisane de riz ; diète.) On le transporte le 8, à l'hôpital. Les mêmes symptômes persistent ; les évacuations alvines sont toujours fréquentes et peu copieuses ; l'abdomen est un peu tendu et douloureux ; état saburral et bilieux très-manifeste. (Bouillon maigre ; limonade cuite ; légers cataplasmes émollients sur l'abdomen.)

Même état le 9. Pouls modérément fébrile. (1 gram. d'ipéca le matin ; bouillon maigre le soir ; limonade gommée.) Vomissement d'un liquide biliforme et de matières glaireuses en grande quantité ; quatre évacuations alvines mucoso-sanguinolentes, accompagnées de sérosité rougeâtre et de plusieurs fragments de matières stercorales dures et arrondies.

10. Amélioration de l'état saburral et bilieux ; la langue est moins sale ; l'inappétence persiste. (Bouillon maigre ; eau légèrement rougie ; potion avec ipéca 1 gramme 50 centigrammes ; faites infuser pendant trois quarts d'heure dans eau bouillante 120 grammes ; coulez et ajoutez : sirop simple 40 grammes, laudanum de Sydenham 15 gouttes, eau de fleurs d'oranger 15 grammes, à prendre par cuillerées, de deux en deux heures ; limonade gommée.)

Du 11 au 14. Diminution dans le nombre des selles et dans la quantité des évacuations de mucus sanguinolent et de sérosité roussâtre ; ténesme moins prononcé. (Potage ; demi-lavements émollients ; continuation de la tisane et de la potion ci-dessus.) Quelques nausées ; diaphorèse.

14. Quatre selles semi-liquides, non sanguinolentes, mêlées pourtant de quelques mucosités. (Soupe ; œuf ; eau rougie ; limonade gommée un litre matin et soir ; quart de lavement émollient et amidonné (bis). Suspension de la potion.)

Les deux jours suivants le mieux persiste ; l'alimentation est augmentée, et le malade sort guéri le 17.

Ce jeune homme offrait un état saburral et bilieux bien manifeste ; l'appareil phlegmasique du gros intestin n'était pas
très-marqué, malgré l'intensité du ténesme et la fréquence des
évacuations intestinales.

C'était le cas de l'emploi de l'ipécacuanha à dose vomitive ;
aussi a-t-il été administré avec succès. Il a eu non-seulement
l'avantage de dissiper l'élément saburral et bilieux, mais aussi
de modérer les phénomènes dysentériques, soit par son effet
anti-péristaltique ou révulsif, soit par la modification qu'il imprime aux follicules muqueux du tube digestif. Son action nauséeuse a été maintenue les jours suivants, et l'addition du laudanum ainsi que les lavements émollients ont contribué de leur
côté à dissiper l'état spasmodique du gros intestin, et à produire
une diaphorèse utile.

L'efficacité de cette combinaison de l'ipécacuanha et de l'opium,
dans certains cas de dysenterie, est depuis longtemps reconnue.
Elle doit être surtout attribuée à la triple action sédative, antipéristaltique et sudorifique, qui se produit habituellement[1].

Chez deux autres malades, l'acuité et la circonscription de la
douleur dans une partie limitée de l'abdomen ont nécessité une
application de douze à quinze sangsues *loco dolenti*, qui a produit
d'assez bons effets. Dans aucun cas, l'éréthisme sanguin n'a été
assez prononcé pour nécessiter l'ouverture de la veine. Je ne sais
plus quel auteur a dit : *Dysenteria venæ sectionem nunquam
indicat*; mais je puis affirmer que dans tous les cas qui se sont
présentés, la phlébotomie m'a paru formellement contre-indiquée.
La fièvre propre à la dysenterie dénotait plutôt une dépression
des forces qu'un état sthénique.

---

[1] Il importe d'être sûr de la bonne qualité de l'ipécacuanha qu'on administre. Le plus riche en émétine est le gris ou annelé ; il en contient
environ seize parties sur cent ; c'est le seul qui mérite d'être réputé *officinal*.
L'*infusion* convenablement prolongée se charge aussi bien que la *décoction*
de toute l'émétine ; c'est à elle que j'ai eu habituellement recours. Elle
respecte les cellules qui contiennent l'amidon, tandis que la décoction les
détruit, s'empare de l'amidon et fournit un liquide plus trouble.

Fièvre tierce paludéenne rapidement enrayée par le sulfate de quinine, et suivie de dysenterie aiguë. — Émollients; opiacés; ipécacuanha. — Guérison.

André Fabre, âgé de 46 ans, cultivateur, domicilié depuis un an à Maurin, près Lattes, localité marécageuse, éprouve, le 26 août, de la céphalalgie, avec douleur lombaire, brisement des membres, inappétence; il garde le repos. Le lendemain 27, un premier accès se déclare à quatre heures et demie du soir. Le frisson dure une heure; il est intense et s'accompagne de claquement des dents. La chaleur et la sueur se prolongent jusqu'à dix heures du soir; la céphalalgie persiste après l'accès.

28 août. Apyrexie, céphalalgie, douleur lombaire, faiblesse.

Depuis lors, jusqu'au 6 septembre, jour d'entrée à l'hôpital, l'accès se reproduit sous le type tierce à la même heure et avec la même intensité.

7 septembre. Apyrexie, douleur lombaire, faiblesse assez grande, céphalalgie, léger engorgement splénique. (Soupe; infusion de chicorée légèrement acidulée; potion avec 50 centigr. sulfate de quinine en quatre fois, de deux en deux heures.)

Du 7 au 11, la potion est continuée; l'alimentation est un peu augmentée; l'accès manque; la céphalalgie est beaucoup moindre.

11. Apyrexie. Dans la nuit, coliques, ténesme; quatre selles de mucus sanguinolent.

12. Apyrexie, absence d'état gastrique saburral ou bilieux, douleur vive dans le trajet du colon. (Bouillon gras alterné avec crêmes de riz et purées aux lentilles; un litre d'eau de riz gommée et additionnée de 15 gouttes de laudanum de Sydenham, matin et soir.)

13. Même état. Douze ou quatorze évacuations peu abondantes depuis hier matin; il y a eu un peu de sommeil. (Mêmes prescriptions.)

14. Douleur abdominale moindre; langue sale, bouche mauvaise, pâteuse; les selles sont muqueuses, blanchâtres et non sanguinolentes. (1 gr. ipéca; bouillon; crêmes de riz; limonade gommée et acidulée.) Le malade vomit en assez grande quantité; il n'a que trois évacuations alvines dans la journée.

15 et 16. Trois ou quatre selles par jour; appétit très-prononcé; pesanteur très-incommode dans le bas-ventre et dans le périnée. (Potages au riz; œufs à la coque; eau rougie; limonade gommée et acidulée; un quart de lavement émollient et additionné de 5 gouttes laudanum, matin et soir.)

19. La guérison est complète. Le malade sort.

Cette fièvre intermittente, attaquée après le sixième accès par le sulfate de quinine, a promptement disparu. Un flux dysentérique s'est produit quelques jours après. La combinaison des émollients et des opiacés n'a amené qu'un médiocre soulagement ; mais l'état gastrique, qui au début existait à peine, s'étant beaucoup plus prononcé, l'ipécacuanha a été prescrit à dose vomitive, et depuis lors l'amélioration a été très-sensible.

Chez cinq ou six autres malades, comme chez celui-ci, la dysenterie a suivi de près la suppression des accès. Il me paraît difficile d'admettre que, dans ce cas, le sulfate de quinine, administré à la dose de 50 centigrammes quatre jours de suite, ait joué un rôle tant soit peu actif dans la production de cette maladie. On se rappelle peut-être l'observation d'un autre cultivateur qui, venu également de Maurin, près Lattes. a offert la même particularité, à la suite d'une fièvre tierce traitée par l'acide arsénieux.

Ailleurs, la dysenterie a coïncidé avec la fièvre paludéenne, comme on le voit dans l'observation suivante :

Affection gastrique bilieuse ; deux vomitifs, boissons amères et acidules. — Dysenterie ; potions avec ipéca et laudanum, etc. Fièvre intermittente ; sulfate de quinine ; laudanum ; émollients et mucilagineux. — Guérison.

Macret, sapeur au 2e du génie, âgé de 22 ans, d'une assez bonne constitution et d'un tempérament lymphatique, est entré à l'hôpital, le 7 septembre.

Le 5 septembre, étant de garde, il éprouve subitement, vers cinq heures du soir, à la suite d'une abondante sueur, des coliques avec inappétence, soif et faiblesse extrêmes ; il va se coucher, et a dans la nuit plusieurs évacuations alvines liquides et jaunâtres. Le lendemain on lui donne un vomitif, et le 7 il offre les symptômes suivants : léger mouvement fébrile, abdomen douloureux, langue jaunâtre, céphalalgie sus-orbitaire ; quatre selles depuis hier. Bouche mauvaise, nausées. (Diète le matin, bouillon le soir ; 1 gramme d'ipéca ; 2 litres de limonade.) Vomissements bilieux, trois selles ; amélioration le soir.

8 septembre. Apyrexie, céphalalgie sus-orbitaire, langue moins sale ; quatre selles depuis hier soir. Abdomen un peu douloureux. (Bouillon maigre alterné avec bouillon gras ; 2 litres de limonade ; demi-lavement émollient matin et soir.)

Du 9 au 12, état de plus en plus satisfaisant. (Soupes ; eau rougie ; une tasse d'infusion de rhubarbe ; 1 litre limonade fraîche.)

12. A partir de trois heures du matin, coliques violentes, épreintes,

ténesme, évacuations alvines fréquentes et peu copieuses de mucus mêlé de sang et de sérosité ; langue sale ; légère céphalalgie ; sécheresse de la peau ; pouls petit, concentré, modérément fréquent. (Potion avec une infusion de 1 gramme 50 centigr. d'ipéca dans 150 grammes de véhicule additionnée de 20 gouttes de laudanum de Rousseau, de 15 grammes d'eau de fleurs d'oranger et de 40 grammes de sirop de guimauve, à prendre par cuillerées d'heure en heure ; demi-lavement émollient et amidonné matin et soir ; crèmes de riz ; bouillon gras coupé ; cataplasmes sinapisés promenés sur les membres inférieurs ; infusion de mauve et de tilleul pour tisane.) Nuit assez bonne.

13. Persistance des symptômes dysentériques à un moindre degré. Diaphorèse, à la visite du matin ; elle persiste dans l'après-midi. (Mêmes prescriptions que la veille.) Vers cinq heures du soir, un accès violent se déclare : frissons intenses pendant deux heures ; chaleur vive jusqu'à minuit, non suivie de sueur ; cinq ou six selles muco-sanguinolentes la nuit.

14. Apyrexie le matin ; douleur dans la fosse iliaque gauche ; face pâle, crispée. (Infusion de mauve et de tilleul ; bouillon coupé ; crèmes de riz. Potion avec 60 centigrammes sulfate de quinine et 15 gouttes laudanum de Rousseau, à prendre en quatre fois d'heure en heure.) Nouvel accès de quatre à six heures du soir, moindre que le précédent. Cinq selles muco-sanguinolentes avec ténesme.

15 et 16. Deux nouveaux accès moins intenses se montrent encore vers cinq heures du soir ; quatre à six selles par jour de même nature. (Mêmes prescriptions, et de plus une potion anti-émétique de Rivière au début de l'accès.)

Apyrexie les jours suivants ; diminution progressive du flux dysentérique. L'alimentation est augmentée ; le malade est mis simplement à l'usage de l'eau de riz gommée et acidulée ; il sort guéri le 29.

Ici c'est l'affection gastrique-bilieuse qui ouvre la scène. Elle paraît être sur le point de se dissiper à la suite de deux vomitifs et de boissons acidules et amères, lorsqu'un flux dysentérique se déclare. Il est amendé par l'usage d'une potion d'ipécacuanha et de laudanum, mais un violent accès éclate inopinément le 13. Une potion quinique et opiacée est prescrite dès le 14 au matin ; il y aurait eu probablement du danger à en différer l'emploi. Trois nouveaux accès, moins intenses il est vrai, se déclarent les trois jours suivants. Dès-lors, la fièvre ne reparaît plus, et la dysenterie disparaît peu à peu.

Des faits de cette nature, dans lesquels l'affection gastrique-bilieuse avec flux diarrhéique précède et domine les phénomènes dysentériques, s'observent communément à Montpellier, surtout en été et en automne. La dysenterie offre même parfois un tel degré de subordination, par rapport à l'affection gastrique–bilieuse, qu'elle semble n'être qu'un simple épiphénomène de celle-ci. Stoll, Grimaud et plusieurs autres médecins ont signalé des faits de cet ordre.

On remarquera aussi dans ce cas les bons effets de la racine du Brésil additionnée de laudanum, et ceux du sulfate de quinine, qui, tout en triomphant de la complication périodique, n'a aggravé en aucune façon les phénomènes intestinaux. Le sel quinique était combiné, il est vrai, à une préparation opiacée; association très-précieuse quand il importe, comme ici, de prévenir ou du moins de ne pas accroître l'irritation fluxionnaire et spasmodique du tube digestif.

C'est vers la fin du xviie siècle que la racine d'ipécacuanha, depuis longtemps employée au Brésil dans le traitement de la dysenterie, fut introduite par Pison dans la thérapeutique française. Adrien Helvétius l'appela *racine anti-dysentérique par excellence*, et depuis lors un grand nombre d'auteurs l'ont préconisée. De nos jours, MM. Trousseau et Pidoux n'hésitent même pas à soutenir que, «pour cette redoutable affection (la dysenterie), la racine du Brésil mérite véritablement le nom de *spécifique*[1]»; ce qui me paraît exagéré, bien que je reconnaisse tous les services qu'elle peut rendre. On en a dit autant du calomel, de l'opium et d'autres préparations, ce qui ne saurait être vrai d'une manière absolue, c'est-à-dire, en dehors des indications spéciales qui réclament leur emploi.

Chez quatre autres malades, les symptômes gastriques-bilieux et dysentériques ont persisté malgré l'emploi de l'ipécacuanha. L'irritation abdominale étant peu prononcée, j'ai cru devoir recourir à l'usage de légers purgatifs (30 grammes sulfate de

---

[1] Trousseau et Pidoux; *Traité de thérapeutique et de matière médicale*, 1855, tom. I, pag. 677.

magnésie chez les deux premiers ; 80 centigrammes calomel
chez le troisième, et 30 grammes huile de ricin chez le quatrième).
Leur emploi a été suivi d'un effet satisfaisant. Des garde-robes
diarrhéiques bilieuses et stercorales ont de plus en plus remplacé le flux dysentérique, et la maladie, qui tendait à devenir
chronique, a offert un amendement notable et s'est bientôt ter-
minée d'une manière heureuse.| Nul doute que dans des cas de
ce genre, l'efficacité des purgatifs ne tienne surtout à une action
métasyncritique ou substitutive favorable. Mon observation per-
sonnelle ne me permet pas de décider si le calomel est préférable
aux sels neutres et aux huileux, comme l'ont affirmé plusieurs
médecins.

En règle générale, lorsqu'on voit des évacuations alvines
biliformes et simplement diarrhéiques remplacer les déjections
glaireuses, gluantes, mêlées de sang et de sérosité, souvent
même boueuses et parsemées de grumeaux blanchâtres, cette
substitution est de bon augure. Il n'en est pas toujours ainsi,
néanmoins. Quoique les phénomènes diarrhéiques et dysentériques se rattachent à des états morbides distincts, ceux-ci offrent
entre eux plusieurs points de contact ; aussi voit-on souvent le
flux diarrhéique se transformer en flux dysentérique, et réciproquement ; régner en même temps sous l'influence des mêmes
conditions climatologiques et nécessiter, à peu de chose près, le
même traitement. Il s'est présenté plusieurs cas de ce genre
dans le cours du mois d'octobre.

Aucun de mes malades atteints de dysenterie n'a succombé ;
mais, chez quelques-uns, l'état sub-aigu a assez longtemps persisté, la convalescence a été lente ; chez quelques autres, en petit
nombre il est vrai, et presque tous entrés trop tard à l'hôpital,
la maladie est passée à l'état chronique. Je me bornerai à men-
tionner l'efficacité qu'ont eue alors le sous-nitrate de bismuth,
le diascordium, l'extrait de ratanhia, le tannin, l'opium et l'ipécacuanha *fracta dosi*. Chez trois de ces malades, un verre d'eau
de Sedlitz pris le matin a déterminé une assez forte purgation,
qui a été suivie d'un prompt retour à la santé. L'alimentation
a toujours été sévère et surveillée avec soin.

PNEUMONIES.

Il y a eu cinq cas de pneumonie aiguë. Trois ont offert un mélange d'engouement et d'hépatisation ; les deux autres n'ont pas dépassé la première période. Il existait en même temps des signes de bronchite plus ou moins généralisée. La fièvre qui accompagnait la lésion thoracique offrait la plupart des caractères de l'affection catarrhale gastrique ; le cachet inflammatoire faisait défaut, ou du moins était peu marqué. Une saignée de 250 à 300 grammes a été pratiquée au début, chez trois de ces malades ; le quatrième en a été quitte pour une application de douze sangsues ; aucune émission sanguine n'a été pratiquée chez le cinquième. Tous ont guéri d'une manière assez rapide. Les boissons pectorales, les vésicatoires, les potions avec l'infusion d'ipécacuanha et de rhubarbe, parfois même le kermès ou l'oxymel scillitique, ont été fort utiles. C'est, qu'en effet, toutes les pneumonies sont loin de nécessiter une médication antiphlogistique uniforme ; un certain nombre d'entre elles guérissent même plus sûrement et plus vite sans son intervention ! Autant la saignée est utile dans les cas qui la réclament, autant elle peut être dangereuse dans ceux qui la contre-indiquent ! Son action a été des plus salutaires dans l'observation suivante : la constitution et le tempérament du malade, l'intensité et l'étendue de l'hyperémie du poumon, l'état du pouls, etc., rendaient la phlébotomie nécessaire.

Hudé, soldat au 2e génie, âgé de 22 ans, constitution très-vigoureuse, santé antérieure excellente. Le 11 septembre, vers onze heures du matin, légers frissonnements qui durent jusqu'à une heure après midi ; vers midi, douleur à la partie antérieure droite du thorax, surtout au-dessous du sein, ainsi qu'au niveau de l'omoplate du même côté. La douleur est réveillée par la toux et les inspirations un peu profondes. La toux existait depuis la veille, sèche et légère, A une heure, le froid cesse, il est remplacé par de la chaleur et de la céphalalgie. A deux heures, il commence à cracher ; ses crachats sont sanglants, le sang est mêlé à un peu de mucus. A trois heures, on le transporte à l'hôpital Saint-Éloi. Il accuse une céphalalgie générale avec douleur dans les points ci-dessus indiqués ; chaleur vive, face animée ; pouls dur, fréquent; toux , expectoration sanguinolente , râle crépitant fin et sec, au niveau du tiers postérieur et inférieur du poumon droit. La respiration est fréquente et gênée. Je le vois à la contre-visite du soir et prescris une saignée de 250 grammes, un looch simple , une tisane émolliente et des cataplasmes sinapisés aux membres inférieurs. Le sang retiré de la veine du bras fournit un caillot mou recouvert de couenne, et peu de sérosité. La nuit est bonne. Respiration plus libre , douleur moindre.

Le lendemain 12 , l'amélioration persiste. Fièvre modérée ; expectoration facile , les crachats sont muqueux et simplement striés de sang ; le râle sous-crépitant a remplacé le crépitant. (Bouillon maigre ; tisane de mauve et de bourrache. Potion avec ipécacuanha concassé 1 gramme; faites infuser dans 120 grammes d'eau ; ajoutez à la colature 50 gram. sirop de bourrache et 6 grammes eau de fleurs d'oranger , à prendre par cuillerées d'heure en heure et à renouveler.)

13. Apyrexie. Douleur thoracique à peine sensible. La respiration s'entend partout. Diaphorèse. Toux modérée. Les crachats sont encore muqueux et striés. (Soupe ; eau rougie ; infusion de mauve et de bourrache . Looch avec 5 centigrammes kermès , matin et soir.)

Le 14 et le 15 , les crachats sont muqueux. La douleur disparaît ; l'alimentation est augmentée , et le 19 , Hudé sort entièrement guéri.

Peu de militaires arrivent dans les salles à une époque aussi rapprochée du début de la maladie. Ici, une amélioration des plus notables s'est produite sous l'influence de la saignée pratiquée quatre ou cinq heures après l'apparition des phénomènes de congestion pulmonaire. C'est surtout dans des cas de genre que son efficacité est d'une évidence frappante; encore même faut-il la pratiquer avec modération dans les cas où elle est en apparence le mieux indiquée. Aura-t-on de la peine à croire, vu la rapidité de la guérison, qu'une émission sanguine plus copieuse ou réitérée eût été pour le moins superflue, qu'elle eût même augmenté la débilité, prolongé la convalescence et pu tourner au détriment du sujet? Mais on objectera peut-être : vous concluez *post hoc*, *ergo propter hoc*; votre malade aurait guéri tout de même sans saignée. Je ne le conteste pas absolument; mais je doute bien fort que la guérison eût été aussi facile et aussi prompte.

La pratique des saignées *coup sur coup* de M. Bouillaud donne actuellement lieu en Angleterre, en Allemagne et même à Paris, à une réaction qui ne se maintient pas toujours dans les limites d'une opposition légitime. Les hématophobes et les hématophiles exclusifs sont également condamnés par l'observation clinique. Il importe, avant tout, de bien distinguer les cas, d'agir à propos et dans une mesure convenable. Il ne suffit pas d'obtenir et d'enregistrer des guérisons et de mettre en avant quelques statistiques heureuses, mais partielles ; le médecin doit s'attacher aussi à provoquer le retour à la santé par la voie la plus sûre, la plus directe et la moins défavorable.

Dans les autres cas, les symptômes propres aux états gastrique et catarrhal étaient très-marqués ; la congestion thoracique était plus avancée; la résolution a été plus lente; les émissions sanguines n'ont certes pas nui, telle est du moins ma conviction, mais leur utilité a été moins sensible. L'adynamie n'était pas telle, qu'employées avec ménagement, comme il a été fait, elles pussent causer le moindre mal. L'infusion d'ipécacuanha, additionnée plus tard de rhubarbe et d'écorce d'oranges amères, ainsi que les vésicatoires, ont paru produire les meilleurs effets.

ANGINES COUENNEUSES. — TÆNIAS. — RÉCIDIVE DE VARIOLOÏDE, TÉTANOS.

L'angine *couenneuse* ou *diphtéritique* ne doit pas être confondue avec la *gangréneuse*. La première n'est pas nécessairement *maligne*. Sa gravité provient tantôt de la propagation des fausses membranes à l'épiglotte et au larynx, tantôt de l'intensité de l'état général, habituellement de nature adynamique, sous l'influence duquel la localisation se produit, se répète et se multiplie en divers points. Traitée au début par la cautérisation, comme dans les deux cas suivants, la formation pseudo-membraneuse est souvent enrayée dans sa marche avec facilité, et détruite sans retour.

Deux militaires couchés dans la salle Saint-Lazare ont été atteints, dans le cours d'une affection catarrhale-gastrique, d'angine couenneuse.
Le premier offrait une douleur vive de l'arrière-bouche avec salivation, déglutition difficile, etc. Un exsudation pseudo-membraneuse grisâtre tapissait le devant de la luette et une partie du voile du palais.

La portion de muqueuse recouverte de cette exsudation a été touchée matin et soir, pendant quatre jours, avec un pinceau trempé dans le collutoire suivant : acide chlorhydrique et miel rosat 4 grammes. Le malade a fait en outre, tous les jours, usage d'un gargarisme avec : décoction de ronces 200 grammes, alun 4 grammes, miel rosat 40 *id.*, qui a été employé alternativement avec une décoction émolliente. La guérison a été complète dès le cinquième jour.

Symptômes analogues, même traitement, même terminaison heureuse chez le second militaire. Chez lui, la production diphtéritique occupait la face interne de l'amygdale droite et une partie de la paroi postérieure du pharynx.

Les divers agents que nous fournit la matière médicale dans le traitement du tænia, tels que la fougère mâle, l'écorce de racine de grenadier, les fleurs de kousso, etc., jouissent parfois d'une remarquable efficacité ; mais parfois aussi leur action est impuissante, comme le prouvent les deux faits suivants :

I. Un ouvrier menuisier, venu de Marseille, où il a été traité sans succès pendant le mois de juillet, entre à l'hôpital le 22 août, salle Saint-Vincent n° 4. Il est maigre, débilité ; sa figure est jaunâtre ; l'appétit est conservé mais non exagéré. De légers fragments de tænia ont été expulsés à plusieurs reprises, avec les selles. (Le 23 août, 30 grammes de sulfate de magnésie, et du 24 au 31 août, 4 grammes de poudre de fougère mâle, matin et soir, et 15 à 50 grammes d'écorce de racine de grenadier, en décoction dans un litre d'eau.) Un petit fragment, de la longueur de 7 à 8 centimètres, est rendu le 50 août.

Continuation des mêmes moyens jusqu'au 15 septembre. La dose du grenadier est élevée jusqu'à 60 grammes. Un looch additionné de 5 gouttes d'huile de croton-tiglium est prescrit le 10, et donne lieu à six selles liquides. Le 15 et le 18, je recours, sans plus de succès, à 20 gram. de kousso infusé dans 250 grammes d'eau bouillante. Le malade avale le tout, poudre et liquide. Il éprouve chaque fois quelques coliques, suivies de trois ou quatre évacuations alvines. Le 18 et le 26, le kousso est encore administré à la même dose, ainsi que 50 grammes d'huile de ricin, sans plus de résultat. Le malade sort le 50 septembre.

II. Laroche, âgé de 26 ans, d'une constitution délabrée et d'une maigreur considérable, entre à l'hôpital Saint-Éloi le 2 septembre, salle Saint-Vincent n° 55. Il a habité l'Afrique, notamment Alger et le Caire, depuis l'âge de 19 ans. En 1848, se trouvant à Alger, il s'aperçut pour la première fois, qu'il rendait avec les garde-robes de petits fragments de vers blancs, *cucurbitains*, ce qui se reproduisit à plusieurs reprises, sans l'incommoder. Vers la fin du mois de juillet dernier, il éprouva à Alger des coliques avec sensation de reptation dans les intestins, prurit à l'anus, chatouillement dans l'arrière-bouche, gêne de la respiration, etc. Un pharmacien lui administra de l'huile de ricin, qui détermina de nombreuses selles, ainsi que l'expulsion d'un fragment de ver plat, articulé. Pour faciliter la sortie du ver, le malade opéra des tractions qui amenèrent la rupture du parasite. La longueur de la portion évacuée était de 5 mètres environ. Le lendemain et le surlendemain, le malade rendit encore quelques fragments *cucurbitains ;* il prit ensuite un verre de kousso, qui n'amena aucune évacuation. La faiblesse et la maigreur augmentant, le malade quitta l'Afrique ; il éprouva pendant la traversée de légers symptômes dysentériques. Quand il entra à l'hôpital, il offrait un peu de fièvre avec irritation gastro-intestinale assez marquée ; son estomac ne put supporter ni la décoction de grenadier, ni la fougère mâle, qui furent vomies à plusieurs reprises. Les émollients furent employés pendant quelques jours, et du 8 au 19 septembre, l'huile de ricin, le *semen contra*, l'éther et le kousso furent vainement administrés. Notons seulement que le malade rendit le 15, en allant à la selle, un ascaride lombricoïde. Il voulut quitter l'hôpital le 19.

Dans le cas où un fragment de tænia se fût présenté à l'orifice du rectum, j'avais expressément recommandé à ces deux malades de n'exercer aucune traction sur le ver et de faire prévenir aussitôt l'interne de service, qui aurait déposé, à l'aide d'une baguette en verre, quelques gouttes d'acide cyanhydrique sur l'extrémité libre du tænia, moyen aussi ingénieux qu'énergique, qui me fut recommandé par M. le professeur Golfin, et qui a plusieurs fois réussi entre les mains de ce savant praticien à tuer l'animal et à guérir le malade.

Deuxième atteinte de varioloïde avant la vingtième année, chez un sujet vacciné.

Une jeune fille âgée de 19 ans, douée d'une assez bonne constitution et habitant Mauguio depuis un an, était sortie de l'hôpital Saint-Éloi le 16 août, convalescente d'une fièvre intermittente, traitée par M. Dupré au moyen d'un vomitif et du sulfate de quinine associé à l'extrait alcoolique de quinquina. Elle rentre le 24 août.

Ses deux bras portent les traces caractéristiques d'une bonne vaccine, et elle affirme avoir eu, il y a trois ans environ, une *petite vérole volante*, ainsi que l'appelait son médecin, qui fut étonné, dit-elle, qu'étant bien vaccinée, elle n'eût pas échappé à cette maladie. Pendant son dernier séjour à l'hôpital, elle avait eu de nombreux rapports avec une femme couchée au n° 16 de la même salle, dont elle n'était séparée que par un lit, et qui était atteinte de variole confluente grave.

Le 20 août, elle avait éprouvé, en ville, de la céphalalgie avec chaleur, fatigue et malaise général, douleur épigastrique et lombaire; mêmes symptômes avec plus d'intensité les trois jours suivants; éruption de petits boutons légèrement papuleux sur la figure et le devant de la poitrine. Le 24, dans la matinée, agitation; quelques nausées; langue sale; constipation depuis quatre jours. Fièvre assez intense.

L'éruption poursuit son cours et offre tous les caractères d'une varioloïde. Les boutons deviennent papulo-vésiculeux et se montrent sans être confluents sur les divers points du corps. Plusieurs sont ombiliqués; ils sont remplis de sérosité d'abord limpide, puis lactescente ou puriforme. Point de fièvre de suppuration. La dessiccation commence à bien s'opérer à partir du 1er septembre.

Un accès fébrile se montre le 2 septembre à midi; il est caractérisé par un froid intense qui dure deux heures et est suivi de chaleur et de sueur abondante. La fièvre se reproduit aux mêmes heures, le 4, le 6, le 8 et le 10, et finit par céder à l'usage du sulfate de quinine. La malade sort guérie le 26.

Rien de plus commun que de voir la varioloïde, ce diminutif de la petite vérole, affecter des sujets bien et dûment vaccinés. Ce qui est plus rare, c'est de constater l'existence de deux atteintes de varioloïde avant la vingtième année, malgré une vaccine préalable.

L'éruption que j'ai eue sous les yeux offrait évidemment tous les caractères de la varioloïde; tout porte même à croire qu'elle a été contractée par voie de contagion à l'hôpital. Reste à savoir si l'affection exanthématique qu'eut cette jeune fille il y a trois ans, était réellement de même nature. Son récit et les paroles du médecin autorisent à le croire; mais là-dessus on ne peut avoir qu'une probabilité. Cette maladie a-t-elle été une *varicelle* ou une *varioloïde?* Question oiseuse pour ceux qui ne voient là-dedans qu'une variété de forme ou de degré; mais d'autres admettent, avec M. Bousquet, une différence de nature entre ces deux états morbides, malgré leurs similitudes de nom et de symptômes[1]. J'ai entendu, à Paris, M. le professeur Trousseau exposer brillamment la même opinion, dans sa leçon clinique

[1] Bousquet; *Nouveau traité de la vaccine et des éruptions varioliques.* Paris, 1848, pag. 130-135.

du 15 décembre 1859. Selon ces médecins, ni le vaccin ni la variole ne préserverait de la varicelle, et réciproquement. La varicelle ne serait jamais contagieuse, à l'inverse de la variole et de la varioloïde. M. Andral professe au contraire que la variole et la varicelle proviennent d'une origine commune et ne constituent que des variétés d'un même fond morbide [1]. De nouvelles observations sont nécessaires pour mettre ce point en lumière.

Opisthotonos spontané. — Opium; bains de vapeur; inhalations de chloroforme· — Mort le neuvième jour; nécropsie [2].

Louis Dinat, cultivateur, 18 ans, lymphatico-sanguin, bien constitué, après avoir été exposé la veille à l'influence d'un brouillard épais, a éprouvé, le 26 septembre, du trismus avec lombalgie, douleur et rigidité des parois abdominales. Mêmes symptômes jusqu'au 28, troisième jour depuis le début de la maladie. Il offre, le 28, du trismus avec opisthotonos très-prononcé; son corps forme un arc de cercle dont la convexité est en avant. Les muscles de la partie postérieure du cou et du ronc sont le siége de vives douleurs. Déglutition très-difficile; chaleur modérée, moiteur; 90 pulsations; pas de selles depuis le début; urine trendue goutte à goutte et avec douleur. (Quelques cuillerées de bouillon maigre alterné avec bouillon gras; infusion de mauve et de tilleul; potion avec 20 centigrammes extrait gommeux d'opium, matin et soir; liniment camphré et opiacé.) Nuit mauvaise; insomnie, agitation; pas le moindre symptôme de narcotisme.

29 septembre, quatrième jour. Crampes plus fréquentes et plus énergiques dans le cou, le dos et les lombes. La courbe que décrit le tronc est plus prononcée. Membres inférieurs raides et fixes dans l'extension. Chaleur douce et moiteur de la peau; 90 pulsations. (Potion avec 25 centigrammes d'extrait gommeux d'opium, matin et soir, par cuillerées toutes les demi-heures; bain de vapeur dans le lit; cathétérisme.) Légère amélioration le soir. — Même état; mêmes prescriptions le lendemain.

1er octobre. Aggravation des douleurs et des contractions musculaires; dysphagie. (Mêmes prescriptions.) Le bain de vapeur soulage notablement le malade. Le soir, première inhalation chloroformique, sous l'influence de laquelle l'insensibilité est produite, et les muscles sont mo-

---

[1] Andral, *Cours de pathologie interne*, recueilli et publié par Am. Latour. Paris, 1848, tom. III, pag. 345-353.

[2] Cette observation a été recueillie dans tous ses détails par M. le docteur Martin; je me borne à en reproduire les points principaux.

mentanément relâchés. Un peu de calme et de sommeil quelques heures après. La potion opiacée est reprise le soir.

2 octobre. Même potion ; deuxième inhalation de chloroforme. — Un peu d'amélioration.

3 et 4 octobre. Aggravation ; douleur excessive, plaintes continuelles, respiration difficile, déglutition impossible. Une troisième et une quatrième inhalation de chloroforme ont lieu le 5 ; le malade succombe le 4, à quatre heures du matin, après une dyspnée excessive.

Nécropsie. Rougeur assez vive des méninges de l'encéphale, surtout à la base ; rien dans le cerveau, les ventricules, la protubérance et la moelle allongée. L'arachnoïde et la pie-mère rachidiennes présentent dans plusieurs points des taches d'un rouge vif, dans l'étendue d'un centimètre carré environ, taches qui résistent aux lavages répétés. Plusieurs coupes de la moelle démontrent qu'elle possède sa consistance et sa coloration normales.

Engouement considérable des deux poumons, surtout du droit ; rien de particulier dans les organes abdominaux.

A la suite de ce violent opisthotonos, ce malade a succombé le neuvième jour, malgré l'emploi de l'opium (2 grammes 15 centigrammes d'extrait en cinq jours), quatre bains de vapeur et quatre séances d'inhalations chloroformiques en trois jours. Vu l'insuffisance avérée des moyens ordinaires dans cette redoutable maladie, ne convient-il pas, à l'avenir, d'insister davantage sur les inhalations anesthésiques, qui, combinées dans ce cas avec l'opium et les bains de vapeur, ont eu pour effet de pallier les symptômes et de retarder la mort sans pouvoir l'empêcher ? Quant à la rougeur partielle des enveloppes cérébro-spinales, elle est insuffisante pour expliquer l'acuité des symptômes et l'issue funeste.

CANCERS DE L'UTÉRUS. — ABCÈS INTRA ET SUS-HÉPATIQUE. — EMPYÈME.

Squirrhe ulcéré de l'utérus compliqué de maladie de Bright : noyaux squirrheux dans les ganglions mésentériques, cervicaux, et au sommet des poumons. Compression de la veine sous-clavière droite, avec œdème du membre supérieur droit.

Marguerite V..., cuisinière, née à Valence (Drôme), âgée de 50 ans, entrée à l'hôpital le 8 août, a succombé le 14 septembre. Cette femme, profondément amaigrie, d'une teinte jaune paille, était atteinte d'un cancer ulcéré du col de l'utérus donnant lieu à un écoulement purosanguinolent fétide et abondant. Il existait de la fièvre, un peu de toux, un léger épanchement de sérosité dans l'abdomen et un œdème assez considérable et non douloureux du membre supérieur droit. Le 2, le 3 et le 6 septembre, les urines sont traitées par la chaleur et l'acide nitrique, qui révèlent l'existence d'une assez grande quantité d'albumine; elles contiennent, en outre, beaucoup de mucus. (Une tasse décoction de quinquina coupée avec du lait matin et soir; julep avec 50 centigr. sulfate de morphine la nuit; injection avec eau de mauve légèrement chlorurée; cataplasmes laudanisés sur l'hypogastre; pilules avec extrait de ciguë et de jusquiame, etc.)

La nécropsie démontre l'existence d'une vaste ulcération qui a rongé tout le col et une bonne partie du corps de l'utérus; il n'y a que le sommet de cet organe qui ait été respecté. La paroi postérieure du vagin et le bas du rectum sont également envahis par le tissu squirrheux.

Le rein droit est sensiblement hypertrophié; la substance corticale prédomine. Les calices et le bassinet sont très-distendus et remplis d'urine. L'uretère du même côté est plus épaissi, dans certains points, que celui du côté opposé; on dirait un commencement d'altération squirrheuse. Rien de particulier dans le rein gauche, dans le foie et la rate. Quelques ganglions mésentériques sont engorgés et indurés; ils crient sous le scalpel et ont l'aspect du tissu squirrheux.

Le cœur n'offre rien d'anormal. Les deux poumons, le droit surtout, présentent à leur sommet des noyaux durs, résistants, blanchâtres, présentant tous les caractères du squirrhe. En dehors du poumon droit et derrière la clavicule existent quelques ganglions dégénérés répandus autour de la veine sous-clavière et la comprimant.

Chez cette femme, la *diathèse* cancéreuse avait déterminé sur l'ensemble du système les ravages ultimes compris sous le nom de *cachexie*. Il n'y avait plus qu'à employer quelques palliatifs pour soutenir les forces, calmer les douleurs et modérer les angoisses d'une fin inévitable.

La coexistence du cancer et de la maladie de Bright est assez commune. On observe encore plus souvent la dissémination de plusieurs noyaux squirrheux dans divers organes, notamment dans les ganglions lymphatiques, le poumon, etc., sous l'influence de l'état morbide général et spécifique qui préside à la production, à l'évolution et aux récidives de cette grave lésion organique.

L'œdème localisé dans le membre supérieur droit s'explique

par la compression de la sous-clavière environnée de ganglions dégénérés. Dans d'autres circonstances, ce n'est pas seulement un œdème indolore qui se produit sous l'influence de l'affection cancéreuse, c'est un œdème *douloureux aigu*, le plus souvent avec phlébite coagulante des veines du membre.

Un autre effet des lésions cancéreuses est de déterminer des phlegmasies graves dans les organes voisins, comme dans le cas suivant :

Marie R..., âgée de 45 ans, entrée le 18 août, a succombé le 9 octobre 1857. Une masse squirrheuse occupait à la fois le col et les trois quarts inférieurs du corps de l'utérus; la lèvre antérieure était ulcérée et offrait trois fois plus de volume qu'à l'état normal; le rectum et la vessie étaient le siége d'une phlegmasie chronique, ainsi que le péritoine; les ovaires étaient transformés en kystes purulents, chacun d'eux avait la grosseur d'un œuf de poule. La miction et les évacuations alvines déterminaient chez cette femme les plus vives douleurs, ce qui se conçoit aisément, vu la nature et l'étendue des altérations que la nécropsie a révélées.

Abcès intra et sus-hépatique simulant une pleurésie chronique avec épanchement du côté droit.

Pierre B...., 61 ans, cordonnier, né à Clermont (Hérault), est entré le 20 septembre 1857. Ce malade, très-détérioré, avait depuis longtemps de la diarrhée et de la toux; il n'offrait pas de teinte ictérique et ne souffrait pas dans la région hépatique; il avait vomi à trois ou quatre reprises quelques jours avant son entrée. La percussion donnait de la submatité en arrière, à la base du poumon droit; on percevait, en outre, à ce niveau un bruit de frottement et un certain degré d'égophonie, ainsi que du râle sonore dans divers points du thorax. Au sommet du poumon droit surtout, la respiration était rude et exagérée. Point de fièvre; appétit assez bien conservé; toux peu fatigante mais assez intense; expectoration muqueuse et puriforme. (Potages; viande rôtie; vin vieux; décoction de lichen d'Islande; loochs kermétisés; emplâtre de poix de Bourgogne saupoudré d'un gramme de tartre stibié, à la partie postérieure et inférieure du thorax du côté droit, le 4 septembre. Cet emplâtre ne produisant pas assez d'effet fut remplacé, le 7, par un large vésicatoire camphré.) A partir du 7, la diarrhée est très-forte et la faiblesse très-grande; la toux est moindre. (Potages au riz; vin vieux coupé; décoction blanche de Sydenham additionnée de 4 gr. de diascordium par litre; loochs avec 50 gr. sirop diacode.) Le malade succombe dans la nuit du 8 au 9 octobre.

Nécropsie. Le poumon droit est comprimé de bas en haut par le foie et le diaphragme, qui remontent plus haut qu'à l'état normal ; rougeur assez vive de la muqueuse bronchique et adhérences de la base du poumon droit avec la portion correspondante du diaphragme, au moyen de fausses membranes faciles à déchirer.

A la face supérieure du foie et à sa partie la plus élevée, se trouvent des adhérences fibro-celluleuses, circulaires, entre les deux feuillets sus-hépatiques du péritoine. Ces adhérences emprisonnent une collection d'un demi-litre environ de pus crémeux et blanchâtre étalé entre la face convexe du foie et la face inférieure du diaphragme, dans un espace circulaire dont le diamètre est de dix centimètres environ, et qui se prolonge en arrière, jusque dans la gouttière péritonéo-costale. Il existe, en outre, à la partie la plus élevée de la face supérieure du foie, une petite ouverture par laquelle on pénètre dans une cavité sphérique du volume d'un œuf, formée dans le tissu même du foie et remplie de pus. Les parois de cette cavité sont inégales et tapissées par une fausse membrane molle et grisâtre. Autour de l'ouverture, la face supérieure du foie est déprimée par le pus, de manière à être devenue légèrement concave. Le reste du tissu est sain. Les autres organes n'offrent rien de particulier.

Le travail phlegmasique du péritoine et du tissu du foie, qui a donné lieu à la production de ce vaste abcès sous-diaphragmatique, s'est effectué d'une manière latente. Rien ne faisait soupçonner sur le vivant une lésion de cette nature ; tout semblait indiquer, au contraire, l'existence d'une pleurésie ancienne avec épanchement. On constatait, en effet, de la submatité en arrière au niveau de la partie inférieure du poumon droit, de l'égophonie, un bruit de frottement un peu plus haut et une respiration bronchique.

La nécropsie, ce puissant moyen de vérification du diagnostic, nous explique comment les données de la percussion et de l'auscultation ont pu être trompeuses. La plèvre était saine, il existait seulement de légères adhérences entre les deux feuillets de cette séreuse tapissant la base du poumon droit et la face convexe correspondante du diaphragme, qui, remontant plus haut, gênait le poumon. La présence d'une collection de pus sur le sommet de la face convexe du foie, entre les deux feuillets sus-hépatiques du péritoine, s'étendant en arrière jusqu'aux côtes, n'explique-telle pas la submatité et l'égophonie? Le retentissement de la voix s'était opéré à travers une couche de liquide extra-pleural, séparée seulement de la base du poumon par l'épaisseur du diaphragme.

En supposant que cet abcès eût pu être diagnostiqué, sa situation rendait impraticable une ponction de nature à l'évacuer. Une opération de ce genre aurait eu pour conséquence presque inévitable la lésion du sommet du lobe droit du foie, ou une perforation du diaphragme. Notons enfin que la notion du siège sous-diaphragmatique de l'épanchement n'aurait pu modifier en aucune façon le traitement qui a été institué.

Épanchement pleurétique séro-purulent (empyème). — Thoracentèse. — Guérison constatée plus de deux ans et demi après l'évacuation du liquide.

Pierre J...., âgé de 25 ans, employé à l'abattoir en qualité de garçon boucher, d'une constitution faible et d'un tempérament lymphatico-nerveux, a été atteint, le 19 juillet 1857, d'une pleurésie du côté gauche qui a déterminé un vaste épanchement contre lequel ont été vainement employés les boissons diaphorétiques, le nitrate de potasse et de larges vésicatoires sur toute la moitié gauche du thorax. M. Dupré engage le malade à consentir à l'opération de l'empyème; celui-ci s'y refuse et quitte l'hôpital le 22 août, pour y rentrer le 28.

Le malade offrait les symptômes suivants, le 29, à la visite du matin : face pâle, terreuse; amaigrissement considérable; décubitus sur le côté gauche; douleur pongitive au-dessous du sein gauche réveillée par la toux, qui est habituellement petite et sèche et revient parfois par quintes très-pénibles. Le pouls est petit et mou, 110 pulsations; 27 respirations par minute. Matité absolue dans toute la moitié gauche du thorax, sauf au sommet et en arrière, au niveau des grosses bronches; perte de l'élasticité des parois. Les espaces intercostaux du côté droit sont très-apparents à l'œil nu, non ceux du côté gauche, qui est bombé. Voussure très-sensible au niveau du sein gauche et à la base du même côté du thorax. La mensuration de la cage thoracique, pratiquée au niveau du mamelon, donne 40 centimètres pour la moitié gauche et 58 pour la moitié droite. A la base, il y a 44 centimètres pour chaque côté. Du milieu de la clavicule à la douzième côte à gauche, il y a 265 millimètres et 255 seulement à droite. Absence du bruit respiratoire dans la moitié inférieure du thorax; souffle bronchique à la partie moyenne et supérieure, entremêlé de râles muqueux et sous-crépitant. Léger chevrottement de la voix en arrière et à gauche à la partie moyenne. Dans la moitié droite du thorax, la résonnance est très-marquée et la respiration puérile. Les organes digestifs sont en assez bon état. Le sommeil a été imparfait; l'urine est limpide. (Potages, eau rougie; infusion de mauve et de tilleul édulcorée; julep gommeux; une tasse décoction de quinquina coupée avec le lait.) Légère exacerbation le soir; la dyspnée est beaucoup plus marquée; le malade ne peut rester couché qu'à la condition d'avoir la tête et la poitrine fortement relevées.

L'opération de l'empyème est pratiquée le 31 août. La peau est divisée à l'aide d'une lancette au niveau du bord inférieur de la septième côte, à la réunion du tiers postérieur avec les deux tiers antérieurs de la moitié gauche du thorax. On attire ensuite la peau vers le haut, de manière que la plaie du tégument corresponde au sixième espace intercostal. Un trocart plat et recourbé est enfoncé dans cette petite plaie, en rasant le bord supérieur de la septième côte et de manière à perforer les muscles intercostaux et la plèvre. Une sorte de chemise en baudruche mouillée avait été préalablement adaptée au pavillon de la canule, pour empêcher la pénétration de l'air dans la cavité pleurale pendant les mouvements d'inspiration. Bien que l'instrument eût pénétré dans la cavité de la plèvre et que celle-ci contînt une grande quantité de pus, le liquide ne s'écoule pas, très-probablement à cause des fausses membranes qui obstruent l'extrémité de la canule. Quoi qu'il en soit, l'opération est bien supportée et ne détermine pas le moindre accident. La canule étant retirée, un morceau de sparadrap est appliqué sur la plaie. Huit jours après, à la suite d'une violente quinte de toux, issue spontanée par cette plaie d'une grande quantité de liquide purulent (3 litres environ), suivie d'un grand soulagement dans l'état du malade. Un léger écoulement de pus (deux cuillerées par jour environ) continue à se faire par la plaie pendant une quinzaine de jours. On panse simplement avec de la charpie soutenue au moyen d'un bandage de corps. (Potages; décoction de lichen d'Islande; quatre cuillerées de vin vieux; une tasse décoction de quinquina coupée avec du lait matin et soir.)

Le malade veut sortir, malgré moi, le 1er octobre. L'écoulement par la plaie a cessé depuis trois jours. L'ouverture par laquelle le pus s'échappait est fermée. La percussion donne lieu à de la résonnance dans toute la moitié gauche; mais le bruit respiratoire est absent ou très-profond, et peu perceptible. A droite, la respiration est supplémentaire. Le malade se couche indifféremment sur le côté gauche ou le côté droit; il se lève et marche dans la salle. La fièvre a beaucoup diminué. La figure est toujours jaunâtre, terreuse; la maigreur est considérable.

Le 31 mars 1858, je revois ce malade, après de longues recherches faites avec M. Caisso, qui avait recueilli avec soin cette observation. Il nous apprend qu'après être resté chez lui pendant un mois et demi sans travailler et sans être soumis à un traitement quelconque, il a pu reprendre ses occupations, bien qu'elles soient fort pénibles. Il ne tousse plus ; il est un peu moins maigre et se trouve assez fort.

La mensuration du thorax donne les résultats suivants :

Au niveau du sein, 39 centimètres à gauche et 40 à droite.

A la base, 40 centimètres de chaque côté.

A droite comme à gauche, à la partie antérieure du thorax, le diamètre vertical est de 28 centimètres 5 millimètres dans les points correspondants.

La percussion donne un son normal. Le bruit respiratoire est très-distinctement perçu dans toute la moitié gauche.

Depuis lors, J... s'est marié et a joui d'une bonne santé jusqu'au 27 septembre 1859. Il a été atteint à cette époque d'une légère affection catarrhale bronchique, pour le traitement de laquelle je l'ai visité en ville, et dont il a été bientôt débarrassé. Au moment où j'écris ces lignes (4 avril 1860), je viens encore de constater le bon état de sa santé. La percussion et l'auscultation de la poitrine m'ont fourni les résultats les plus satisfaisants : il n'y a plus de déformation dans le thorax ; les septième, huitième et neuvième côtes offrent seulement une légère saillie anguleuse à la jonction des portions osseuse et cartilagineuse.

Plusieurs observations d'états morbides susceptibles de récidiver sont peu probantes, parce qu'on perd de vue les malades après leur sortie de l'hôpital. Celle-ci n'est pas de ce nombre ; la guérison a pu être constatée plus de deux ans et demi après l'évacuation du liquide séro-purulent.

Laënnec et Chomel se sont appesantis sur la difficulté qu'éprouve le poumon à recouvrer son expansion et son volume primitifs après avoir été ainsi refoulé, rapetissé, aplati par le fait d'un vaste épanchement, et gêné dans son développement par les fausses membranes qui le recouvrent. Cette difficulté n'est pourtant pas toujours insurmontable. L'exemple ci-dessus et quelques autres non moins authentiques, dans lesquels le poumon a repris sa perméabilité et tout son développement, en sont la preuve.

Pratiquée et recommandée par Hippocrate et Galien, la thoracentèse a été tour à tour prônée avec exagération, ou délaissée sans motifs suffisants ; elle a fini néanmoins par prendre droit de domicile dans le traitement de la pleurésie suppurée. Cette opération n'est d'ailleurs qu'une imitation d'un mode curateur accompli par la *nature médicatrice* dans des cas exceptionnels. De nos jours, MM. Trousseau et Aran, à Paris, et M. Dupré, à Montpellier, ont considérablement élargi le cercle de ses applications.

Ici, l'épanchement avait résisté aux vésicatoires, aux diurétiques, aux diaphorétiques, etc.; la suffocation était imminente, la fièvre hectique était de plus en plus à craindre; la faiblesse du malade n'était d'ailleurs pas telle qu'on ne pût espérer une réaction suffisante après l'opération; elle a donc dû être tentée.

Quoique le trocart eût pénétré dans le thorax par le lieu d'élection, il n'y a pas eu d'écoulement immédiat de liquide, très-probablement à cause d'une pseudo-membrane recouvrant le feuillet pariétal de la plèvre, et fuyant devant l'extrémité de la canule. Pareil accident est arrivé à plusieurs chirurgiens. Il eût été apparemment possible de piquer et de dilacérer à l'aide d'un stylet cette pseudo-membrane, et d'obtenir ainsi la sortie du liquide; mais nous craignîmes un instant que l'obstacle ne fût constitué par une lame pulmonaire anormalement placée sur le lieu même de la ponction, et nous crûmes ne pas devoir insister sur une tentative de ce genre qui aurait pu léser cet organe.

« Poussez brusquement le trocart par un coup sec dans la cavité pleurale, recommande M. Trousseau. Je dis *brusquement*, car si vous poussez votre trocart doucement, dans la crainte de léser le poumon, vous pourrez parfaitement (ce qui m'est arrivé plusieurs fois) ne pas donner issue à une seule goutte de liquide, bien qu'il existe une vaste collection dans la cavité pleurale. La pointe de votre instrument aura alors rencontré une fausse membrane épaisse et solide; elle l'aura déplacée et refoulée devant elle, mais sans la traverser [1]. »

Grâce à l'application d'un nouveau vésicatoire sur le thorax, et à l'usage de potions avec l'oxymel scillitique, l'extrait de quinquina, etc., l'épanchement ne fit pas de progrès, les forces se

---

[1] Trousseau; *Leçons cliniques faites à l'Hôtel-Dieu*, recueillies, rédigées et publiées par M. Legrand du Saulle. Paris, 1855.

maintinrent, la dyspnée n'augmenta pas, lorsqu'une violente secousse de toux vint chasser heureusement le liquide par l'ouverture non encore oblitérée de la paroi thoracique.

Signalons enfin que l'introduction de l'air dans la cavité pleurale, après la sortie du liquide épanché, a donné lieu à un pneumo-thorax qui n'a pas sensiblement contrarié la guérison.

Manifestement dilatée sous l'influence de l'épanchement, la moitié gauche du thorax s'est ensuite rétrécie après l'évacuation du liquide, pour reprendre peu à peu ses dimensions normales. Laënnec et Delpech ont très-nettement signalé la série d'altérations successives qui surviennent dans des cas de ce genre, dans les dimensions et la conformation des parois thoraciques. Il serait superflu de revenir sur ce point.

Cette collection séro-purulente avait-elle son siége dans toute la cavité pleurale elle-même tapissée d'une membrane pyogénique, ou bien dans une sorte de kyste pseudo-membraneux intra-pleurétique, constituant ce qu'on appelle un empyème enkysté et qu'on rencontre assez communément à la suite des pleurésies[1]? Il est difficile de répondre à cette question. Je ferai observer néanmoins que M. Trousseau, dont le témoignage est si précieux, considère cette circonstance d'un empyème enkysté comme très-avantageuse au point de vue du pronostic de la thoracentèse spontanée et artificielle. C'est surtout dans des cas de ce genre que les injections iodées peuvent être bien supportées et amener de bons résultats.

---

[1] J'ai eu tout récemment occasion d'observer à l'hôpital Saint-Éloi, chez un jeune berger qui a succombé, un de ces kystes pseudo-membraneux consécutifs à une pleurésie suppurée. L'abcès s'était ouvert dans les bronches, avait été évacué par la bouche, donnant ainsi naissance à une fistule pleuro-bronchique avec hydro-pneumo-thorax localisé; il existait un souffle amphorique très-manifeste et très-étendu, du gargouillement, etc. Cette poche enkystée avait le volume d'un œuf d'autruche; ses parois denses, résistantes, avaient un demi-centimètre d'épaisseur.

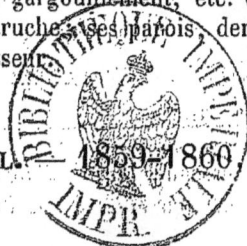

TABLE DES MATIÈRES.

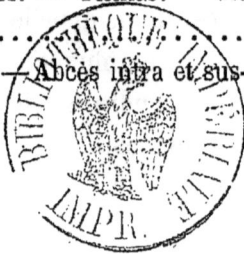

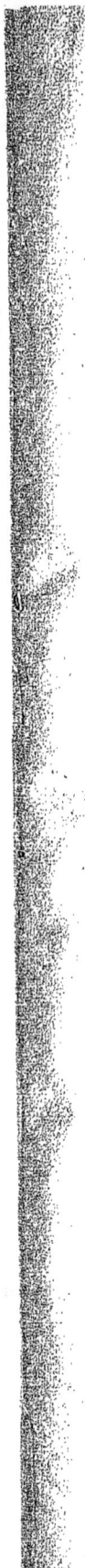

www.ingramcontent.com/pod-product-compliance
Lightning Source LLC
Chambersburg PA
CBHW071110210326
41519CB00020B/6245